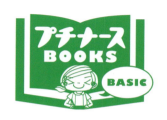

看護に必要な
漢字で覚える
解剖ドリル

著 菊地よしこ
監修 百田 龍輔

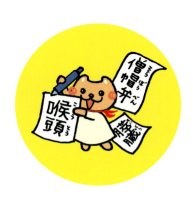

照林社

「解剖ドリル」を始める人へ

　この本は、ずばり『解剖ドリル』です。人体の名称を**書き**ながら**声に出して**何度も**反復して楽しく**学ぶドリルです。小学校のときに漢字を覚えたように直接ドリルに記入できるように構成しました。思い切って解剖生理のうち「生理」と言われる人体の機能の部分をすべてカットし、看護の実習で必要な**最低限の解剖**をデフォルメして盛り込みました。

　すべての漢字には**ルビ**をふっていますので漢字が読めなくても、どんどん進んで学習できます。勉強は「復習が1番！」なので、すぐに復習できるように確認用のドリルを見開きの頁に載せました。漢字が読めないと解剖学の難しい本を読んでも理解ができません。さらに読めない漢字が多いと、医学書や看護学の本を素読することもできません。

　イラストもかわいく楽しくなるように工夫しています。ぜひ、『解剖ドリル』を使って、初めての看護の解剖を楽しく覚えていってください！

　この『解剖ドリル』が簡単だと感じるようになったら、学校の講義で使っている教科書を使って、もっともっと詳しい学習をしてみてください。本書が少しでも解剖を勉強する学生の、**やる気スイッチ**を押すきっかけになればと思います。

　この本を手に取られた方へ、ぜひ感想をお聞かせください。どんな小さなことでも大歓迎です。感想は照林社にお寄せくださっても、インターネットで購入していただいた方はレビューでいただいてもかまいません。どんな言葉も次の多くの悩める看護学生のための参考にさせていただきたいと思います。

　このような教材が10年前にあれば、これまで出会った多くの看護学生の皆さんを困惑させずにすんだかも知れません。秋田の看護学生の皆さんありがとう！　そして、山陽学園大学看護学部の皆さん、国家試験や実習の勉強で忙しい中、私の原稿のチェックをしてくれてありがとう！　そしてそして、忙しい中で何度も何度も打ち合わせをして、最新のIT機器で監修をしてくださった百田龍輔先生ありがとうございました。百田先生がいなければこのドリルの完成はあり得ませんでした。そして、多くのご協力いただいた先生方や応援してくれた皆さんありがとうございます。

　最後に、粘り強く支えてくださった照林社の有賀洋文さん、編集長の鈴木由佳子さん、ありがとうございました。そして、いつも私の本を書店や学校などに届けてくれている営業の皆さんありがとうございます。

菊地よしこ

　本書は解剖用語を漢字で覚えていただくことが目的であるため、解剖図はあえて精緻なものにせず、おおまかな部位を覚えてもらうように作成しました。そのため、厳密な部位を学習する場合は、成書の精緻な解剖図を参照いただきますようお願いいたします。

CONTENTS —— 目次

Part 1 簡単な身体の部位の呼び方

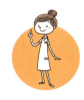
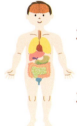

- ステップ 01　身体の部位の呼び方　①前面 …… 2
- 　　　　　　　　　　　　　　　　②背面 …… 4
- 　　　　　　　　　　　　　　　　③腹部 …… 6
- ステップ 02　脈拍測定の部位の呼び方 …… 8
- 　　　　　　Part1　復習 …… 10

Part 2 おおまかな身体のしくみ

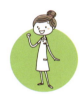

- ステップ 01　全身の臓器を覚えよう …… 12
- ステップ 02　消化管のはたらき …… 14
- ステップ 03　呼吸器の肺のはたらき …… 16
- ステップ 04　血液循環 …… 18
- ステップ 05　腎臓と泌尿器のしくみ …… 20
- ステップ 06　全身の骨格 …… 22
- ステップ 07　全身の筋肉 …… 24
- ステップ 08　脳と脊髄 …… 26
- ステップ 09　感覚器 …… 28
- ステップ 10　女性生殖器 …… 30
- ステップ 11　男性生殖器 …… 32
- ステップ 12　内分泌腺 …… 34
- おまけ　　　身体全体を英語で知ろう …… 36
- 　　　　　　Part2　復習 …… 38

Part 3 それぞれの部位の細かい構造

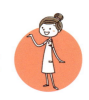

ステップ01	胃と肝臓・胆嚢・膵臓		40
ステップ02	呼吸器	①呼吸器官全体	42
		②気管・気管支・肺胞	44
ステップ03	循環器	①動脈	46
		②静脈	48
ステップ04	循環器	心臓編①	50
		心臓編②	52
ステップ05	循環器	刺激伝導系	54
ステップ06	腎臓	①腎系統	56
		②腎臓の中の構造	58
ステップ07	骨格	①全身の骨・前面	60
		②全身の骨・背面	62
ステップ08	筋肉	①全身の筋肉の名称・前面	64
		②全身の筋肉の名称・背面	66
ステップ09	脳の構造	①脳の全体	68
		②脳の内部	70
	骨髄神経	③主な上下肢の神経	72
ステップ10	感覚器	①眼	74
		②耳	76
		③鼻	78
ステップ11	女性生殖器		80
ステップ12	乳房		82
ステップ13	男性生殖器		84
ステップ14	全身のリンパ管		86
ステップ15	内分泌腺	ホルモン①	88
		ホルモン②	90
	Part3 復習		92
INDEX 索引			93

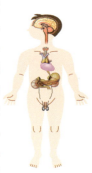

表紙・カバーデザイン：ビーワークス　表紙・カバーイラスト：ウマカケバクミコ　本文イラスト：渡邉文也
本文レイアウト：盛田尚弘（ピーアールハウス）　編集協力：建部 博（ピーアールハウス）

本書の使い方

本書は左ページと右ページで1セットとなっています。
左ページで読みと漢字を確認し、覚えたところで右ページのテストを行いましょう。
わからない問題があったら左ページに戻って、繰り返しなぞる&テストを行ってください。
何度も行うことで自然と部位の位置・漢字を覚えることができますよ。
Part1からPart2、Part3の順で練習していくことで、
自然と細かい部位の名称を覚えていけるような構成となっています。

 ページでは読み仮名を確認し、漢字をなぞりながら名称を覚えていきましょう。

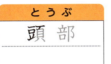

 ページ（テスト）では各部位の名称を漢字で書いて確認しましょう。
左ページを隠しながら行うことで漢字を覚えていきます。

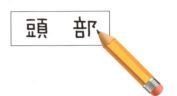

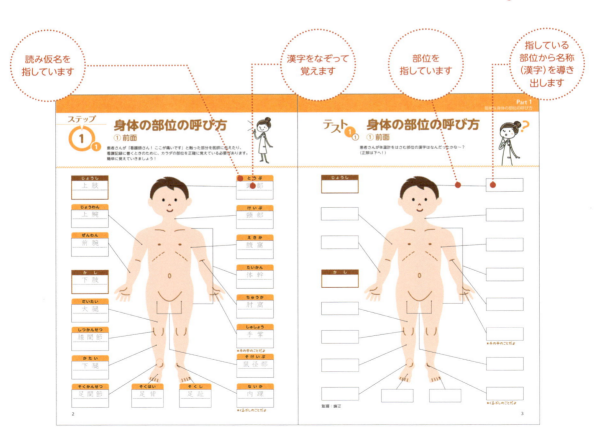

Part 1

簡単な身体の部位の呼び方

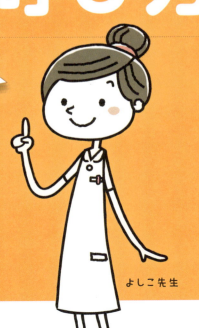

みんなのお勉強のお手伝いをしていきます。ガンバロー♪

よしこ先生

ステップ 1-① 身体の部位の呼び方
① 前面

患者さんが「看護師さん！ ここが痛いです」と触った部分を医師に伝えたり、看護記録に書くときのために、カラダの部位を正確に覚えている必要があります。簡単に覚えていきましょう！

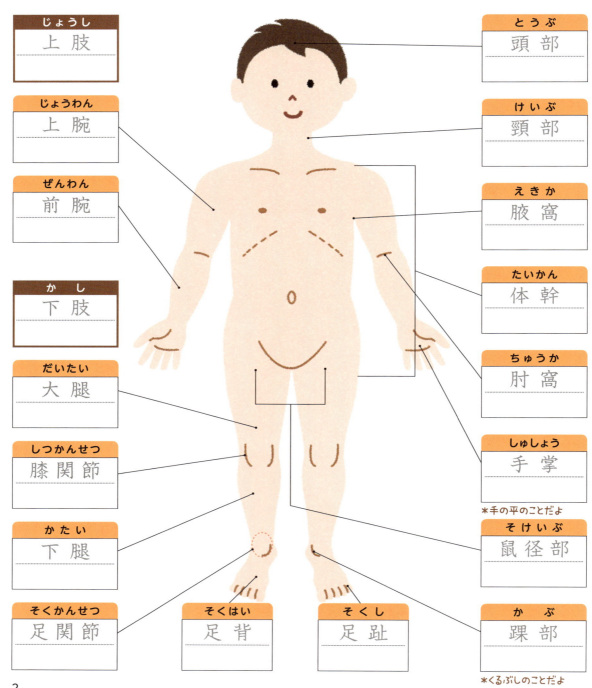

- じょうし：上肢
- じょうわん：上腕
- ぜんわん：前腕
- かし：下肢
- だいたい：大腿
- しつかんせつ：膝関節
- かたい：下腿
- そくかんせつ：足関節
- そくはい：足背
- そくし：足趾
- とうぶ：頭部
- けいぶ：頸部
- えきか：腋窩
- たいかん：体幹
- ちゅうか：肘窩
- しゅしょう：手掌　*手の平のことだよ
- そけいぶ：鼠径部
- かぶ：踝部　*くるぶしのことだよ

Part 1
簡単な身体の部位の呼び方

テスト 1 ① 身体の部位の呼び方
① 前面

患者さんが体温計をはさむ部位の漢字はなんだったかな〜？
（正解は下へ！）

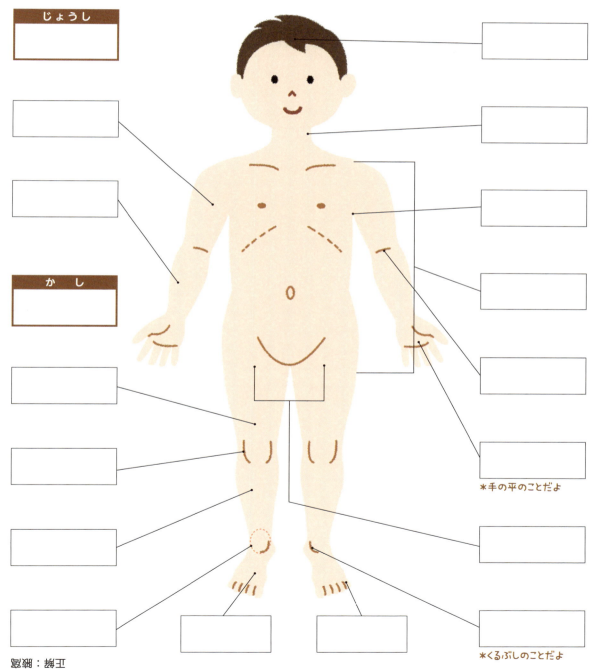

じょうし

かし

＊手の平のことだよ

＊くるぶしのことだよ

正解：腋窩

ステップ 1-② 身体の部位の呼び方
②背面

患者さんが「腰が痛い！」そんなときはどこが痛いのか、
ていねいに聞いてあげましょう。痛い部位から病気がわかりますよ。
そのため、背中の部位も覚えていきましょう。

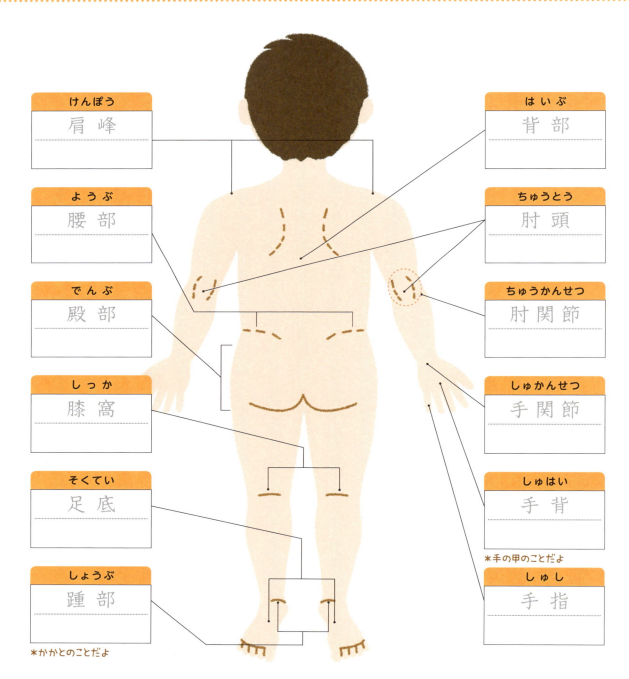

- けんぽう：肩峰
- ようぶ：腰部
- でんぶ：殿部
- しっか：膝窩
- そくてい：足底
- しょうぶ：踵部　＊かかとのことだよ
- はいぶ：背部
- ちゅうとう：肘頭
- ちゅうかんせつ：肘関節
- しゅかんせつ：手関節
- しゅはい：手背　＊手の甲のことだよ
- しゅし：手指

Part 1
簡単な身体の部位の呼び方

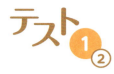 **身体の部位の呼び方**
②背面

「腰が痛い！」と言われたら、看護記録にはどんなふうに書きますか？

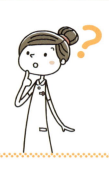

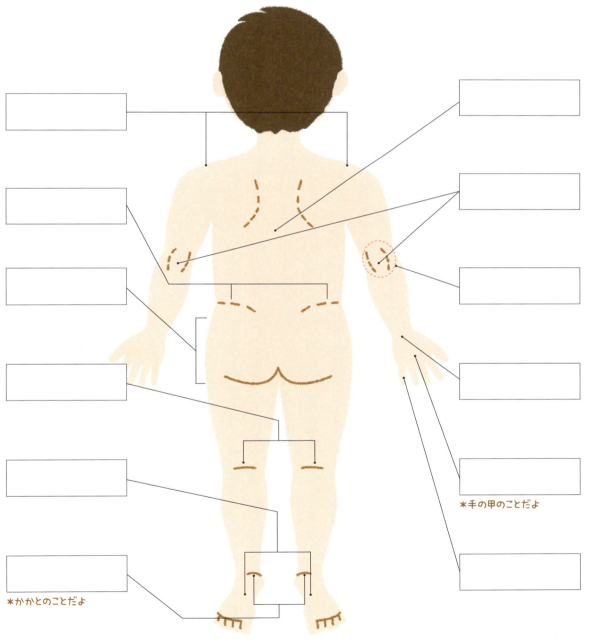

＊かかとのことだよ

＊手の甲のことだよ

出典：著者「看護師さん」

ステップ 1 身体の部位の呼び方
③腹部

お腹の痛い部位によって、病気がわかります。
細かく覚えて、ますますパワーアップしましょう。

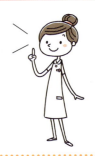

A みぎきろくぶ
右季肋部

B みぎそくふくぶ
右側腹部

C かいもうぶ（みぎかふくぶ）
回盲部（右下腹部）

D しんかぶ
心窩部

E さいぶ
臍部

F かふくぶ
下腹部

G ひだりきろくぶ
左季肋部

H ひだりそくふくぶ
左側腹部

I ひだりちょうこつかぶ（ひだりかふくぶ）
左腸骨下部（左下腹部）

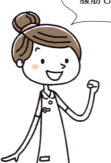

お勉強の合間に腹筋も鍛えようかな！

Part 1
簡単な身体の部位の呼び方

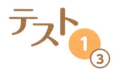

身体の部位の呼び方
③腹部

「心臓の下が痛い」と言われたら、看護記録にはなんと書くかな？

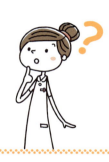

A

B

C
(　　　　　)

D

E

F

G

H

I
(　　　　　)

正解：「心窩部痛あり」

ステップ 2　脈拍測定の部位の呼び方

学校に入ったら、脈拍の測り方を習います。
正しい部位を漢字とともに覚えましょう。

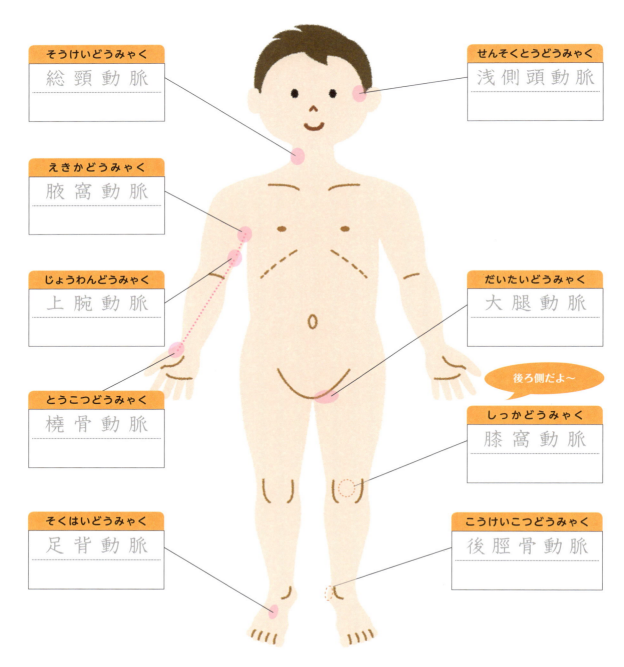

- そうけいどうみゃく　総頸動脈
- せんそくとうどうみゃく　浅側頭動脈
- えきかどうみゃく　腋窩動脈
- じょうわんどうみゃく　上腕動脈
- だいたいどうみゃく　大腿動脈
- とうこつどうみゃく　橈骨動脈
- しっかどうみゃく　膝窩動脈（後ろ側だよ〜）
- そくはいどうみゃく　足背動脈
- こうけいこつどうみゃく　後脛骨動脈

脈拍測定の部位の呼び方

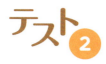

Part 1
簡単な身体の部位の呼び方

脈拍を測る場所の血管はどこかな〜？

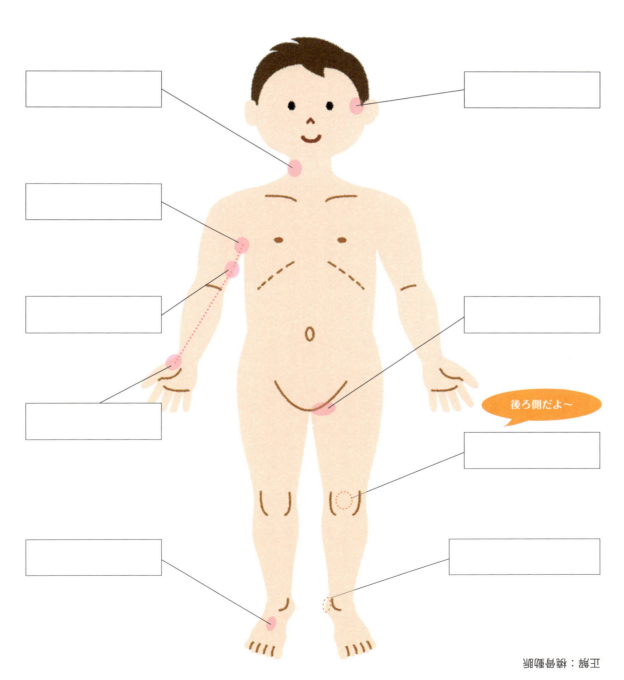

後ろ側だよ〜

正解：橈骨動脈

Part 1 復習

医療用語では、今まで日常的に使っていた身体の部位と呼び方が違っているので、最初はとまどうかもしれません。でも慣れていくと大丈夫！ Part1 を復習していきましょう！

　　　　　　　　　　　　　　　　　　　　漢字　　　　　　　　　　よみがな

① 肩の一番高いところはなんて言うかな？　_____　_____

② 腕の肘より上はなんて言うかな？　　　　_____　_____

③ 肘はなんて言うかな？（2種類あるよ）　　_____　_____

　　　　　　　　　　　　　　　　　　　　_____　_____

④ わきの下はなんて言うかな？　　　　　　_____　_____

⑤ 首はなんて言うかな？　　　　　　　　　_____　_____

⑥ 手の甲はなんて言うかな？　　　　　　　_____　_____

⑦ 手の平はなんて言うかな？　　　　　　　_____　_____

⑧ 太ももはなんて言うかな？　　　　　　　_____　_____

⑨ かかとはなんて言うかな？　　　　　　　_____　_____

⑩ くるぶしはなんて言うかな？　　　　　　_____　_____

答え

① 肩峰 けんぽう　② 上腕 じょうわん　③ 肘頭 ちゅうとう　肘関節 ちゅうかんせつ
④ 腋窩 えきか　⑤ 頸部 けいぶ　⑥ 手背 しゅはい　⑦ 手掌 しゅしょう
⑧ 大腿 だいたい　⑨ 踵部 しょうぶ　⑩ 踝部 かぶ

Part 2

おおまかな身体のしくみ

身体の部位とそれぞれのしくみを学びましょう！

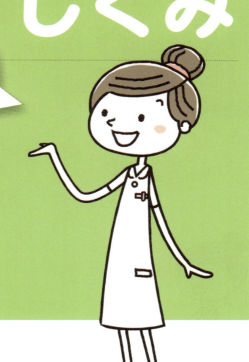

ステップ 1 全身の臓器を覚えよう

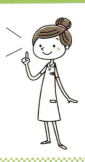

これから身体のどこに何があるのか、楽しく勉強をしていきます。
はじめのステップは、臓器の全体を知ることです。
Let's try！

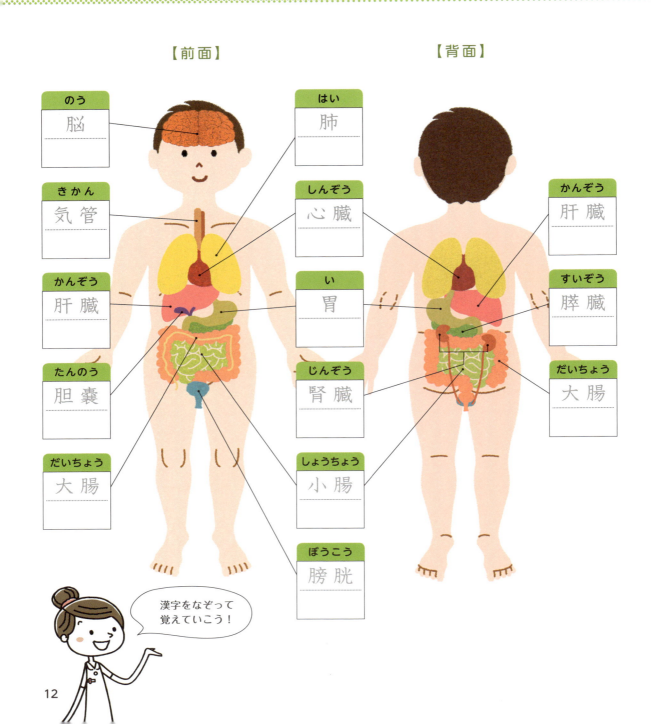

【前面】　　【背面】

- のう：脳
- きかん：気管
- かんぞう：肝臓
- たんのう：胆嚢
- だいちょう：大腸
- はい：肺
- しんぞう：心臓
- い：胃
- じんぞう：腎臓
- しょうちょう：小腸
- ぼうこう：膀胱
- かんぞう：肝臓
- すいぞう：膵臓
- だいちょう：大腸

漢字をなぞって覚えていこう！

テスト 1 　全身の臓器を覚えよう

腎臓は前面と背面どちらにありますか？
腎臓は後腹膜臓器です。イラストから考えてみましょう。

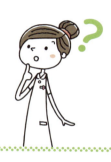

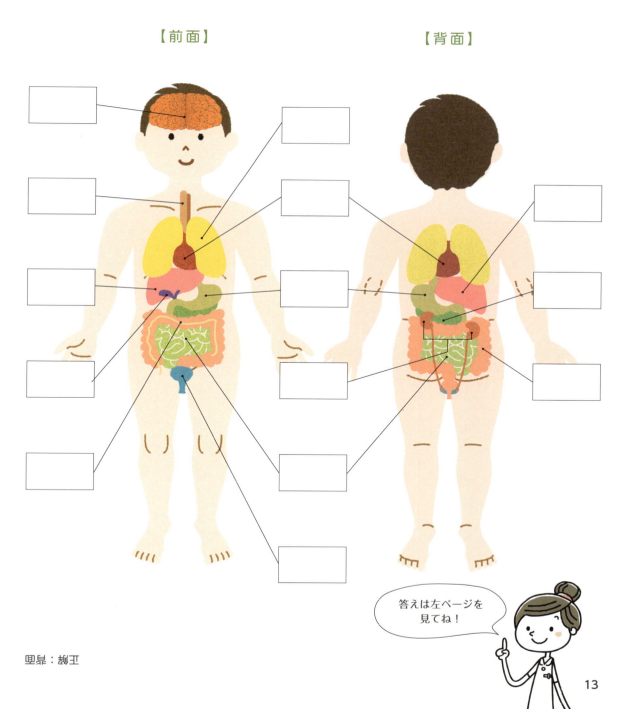

【前面】　　　【背面】

答えは左ページを見てね！

ステップ 2 消化管のはたらき
〜食べてから便になるまでの流れ〜

食べ物が便になるまでには、細かくさまざまな器官を通ります。
どんな器官を通るのか、漢字を書きながら見ていきましょう！
❶〜⓮の順番で食物が通って便になっていきますよ。

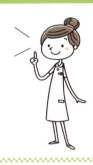
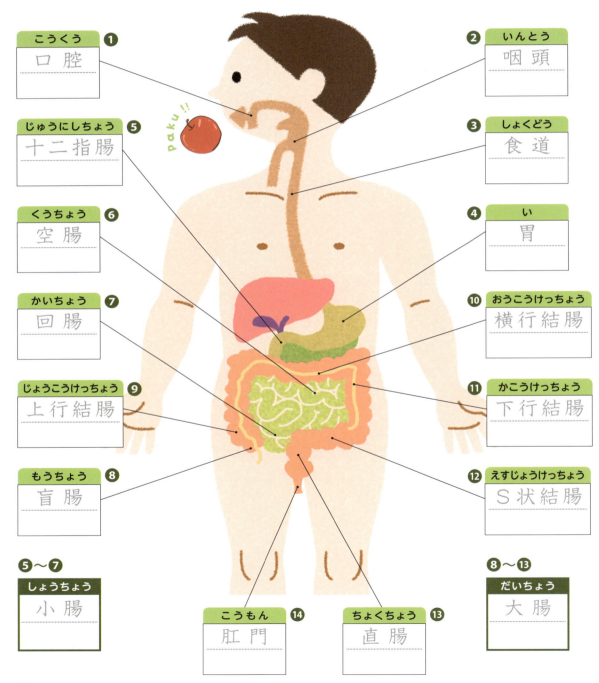

❶ こうくう：口腔
❷ いんとう：咽頭
❸ しょくどう：食道
❹ い：胃
❺ じゅうにしちょう：十二指腸
❻ くうちょう：空腸
❼ かいちょう：回腸
❽ もうちょう：盲腸
❾ じょうこうけっちょう：上行結腸
❿ おうこうけっちょう：横行結腸
⓫ かこうけっちょう：下行結腸
⓬ えすじょうけっちょう：S状結腸
⓭ ちょくちょう：直腸
⓮ こうもん：肛門

❺〜❼ しょうちょう：小腸
❽〜⓭ だいちょう：大腸

テスト 2 消化管のはたらき
～食べてから便になるまでの流れ～

学校の勉強では小腸と大腸が細かく分類されています。
大腸は**盲腸**と**結腸**（**上行結腸・横行結腸・下行結腸**）と**直腸**に分けられます。

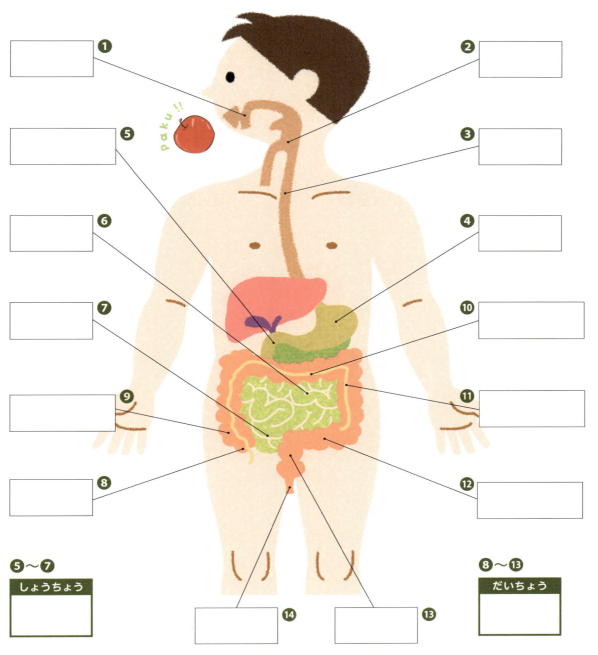

❺～❼ しょうちょう

❽～⓭ だいちょう

15

ステップ 3 呼吸器の肺のはたらき
〜息を吸って吐く呼吸の流れ〜

息を吸ったり吐いたり、呼吸で吸った息がどんな場所を通っていくのか、見ていきましょう。

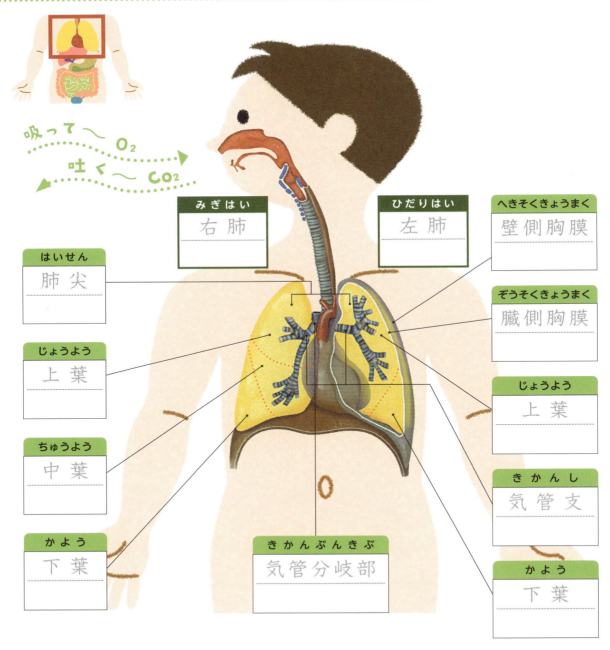

胸膜腔（胸腔）は、臓側胸膜と壁側胸膜の間にある空間のことを言うよ！
病気になるとこの胸腔の中に**胸水**や**空気**などがたまって、息が苦しくなるんだよ！

Part 2
おおまかな身体のしくみ

テスト3 呼吸器の肺のはたらき
～息を吸って吐く呼吸の流れ～

肺の構造も細かく分かれています。
患者さんを看るときには、それぞれの場所を知っておく必要があります。

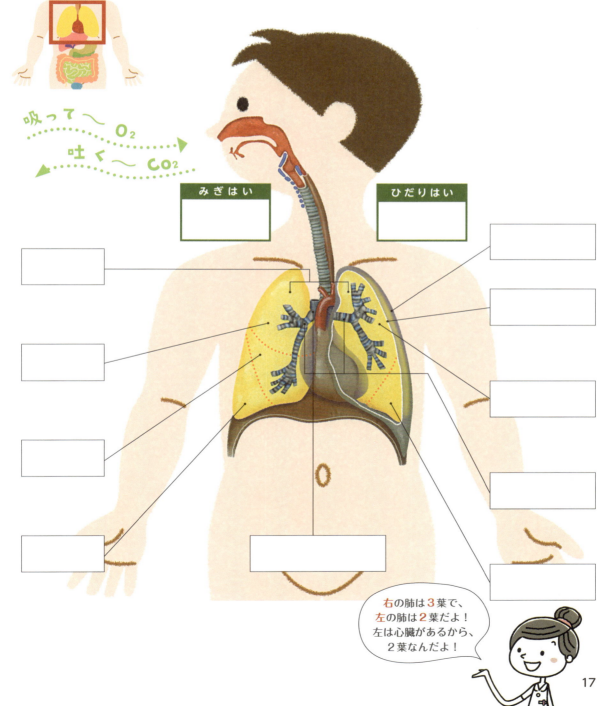

吸って〜 O_2
吐く〜 CO_2

みぎはい　　ひだりはい

右の肺は3葉で、
左の肺は2葉だよ！
左は心臓があるから、
2葉なんだよ！

ステップ 4

血液循環
~全身を駆け巡る血液の流れ~

カラダ全体には血液が流れています。その血液が流れる管の名前を覚えていきましょう。ちょっと難しいかもしれないけど、漢字をなぞりながらみていくと覚えられますよ。

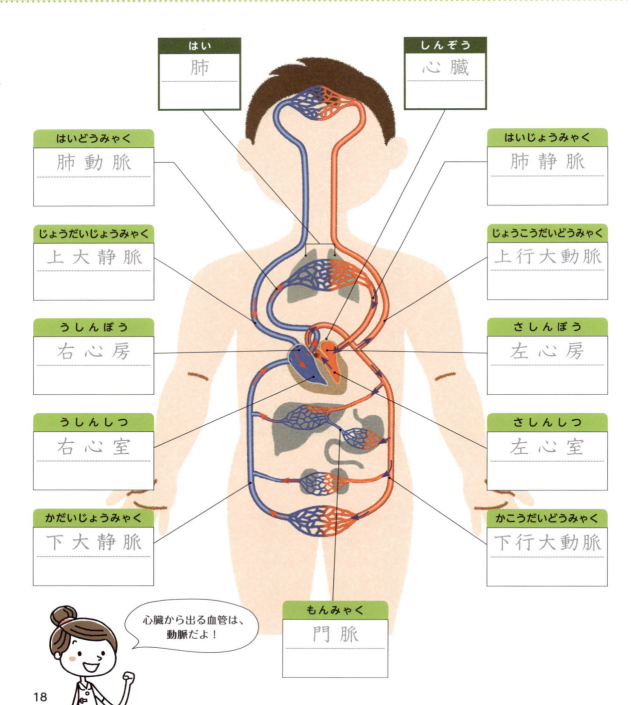

心臓から出る血管は、動脈だよ！

テスト 4 血液循環
～全身を駆け巡る血液の流れ～

全身に流れる動脈も静脈も、大切な役割を果たしています。
動脈は心臓から**出る**血管、**静脈**は心臓に**戻っていく**血管だよ。
それを考えながら心臓をよく見て解いていきましょう。

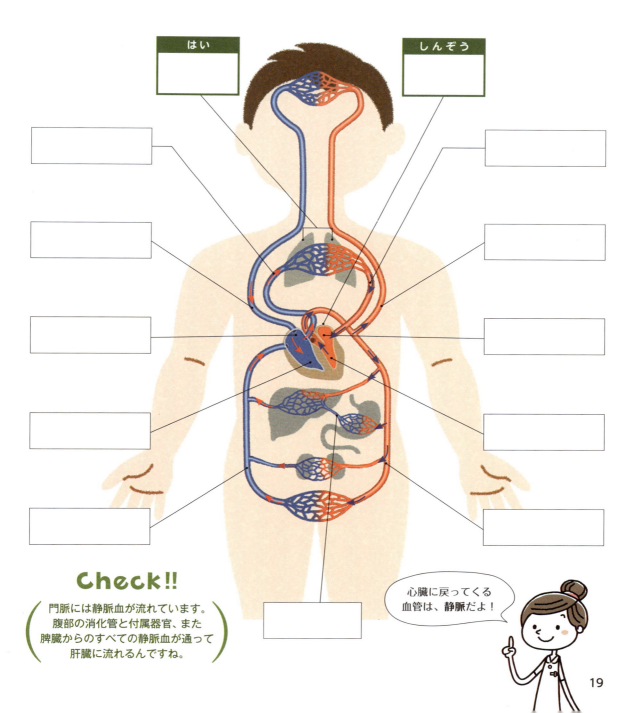

Check!!
門脈には静脈血が流れています。
腹部の消化管と付属器官、また
脾臓からのすべての静脈血が通って
肝臓に流れるんですね。

心臓に戻ってくる
血管は、**静脈**だよ！

ステップ 5

腎臓と泌尿器のしくみ
～尿が作られて出るまで～

背中側にある腎臓では、尿が作られています。
毎日、不要なものを出している尿が排出される道順を見ていきましょう！

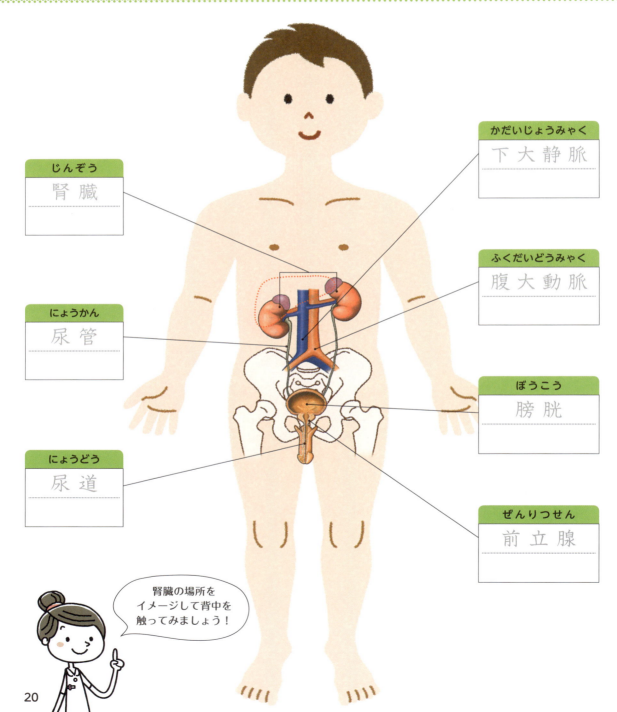

かだいじょうみゃく
下大静脈

ふくだいどうみゃく
腹大動脈

じんぞう
腎臓

にょうかん
尿管

ぼうこう
膀胱

にょうどう
尿道

ぜんりつせん
前立腺

腎臓の場所をイメージして背中を触ってみましょう！

Part 2
おおまかな身体のしくみ

テスト 5 腎臓と泌尿器のしくみ
～尿が作られて出るまで～

尿は腎臓で血液から作られて、身体の外に排泄されます。
尿が通る道筋をイメージして解いてみましょう。

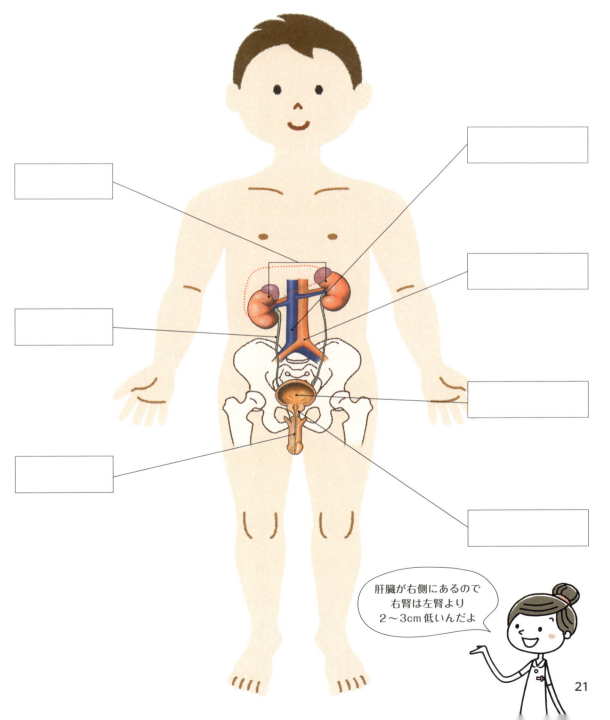

肝臓が右側にあるので
右腎は左腎より
2〜3cm低いんだよ

ステップ 6 全身の骨格
～全身の骨の名称を覚えよう～

身体を支え、内臓を保護している骨の名前を覚えていきましょう！

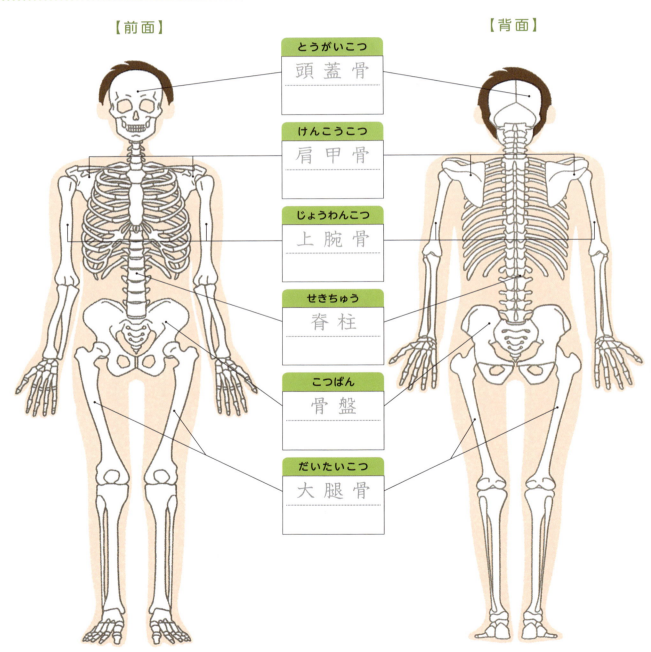

【前面】　【背面】

- とうがいこつ　頭蓋骨
- けんこうこつ　肩甲骨
- じょうわんこつ　上腕骨
- せきちゅう　脊柱
- こつばん　骨盤
- だいたいこつ　大腿骨

Part 2
おおまかな身体のしくみ

テスト 6 全身の骨格
～全身の骨の名称を覚えよう～

骨、骨、骨…。ここらへんから身体の解剖を覚えるのが「うーっ」となってくることがあります。でも、少しずつ毎日コツコツ覚えれば大丈夫。安心して覚えていきましょう！

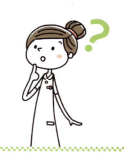

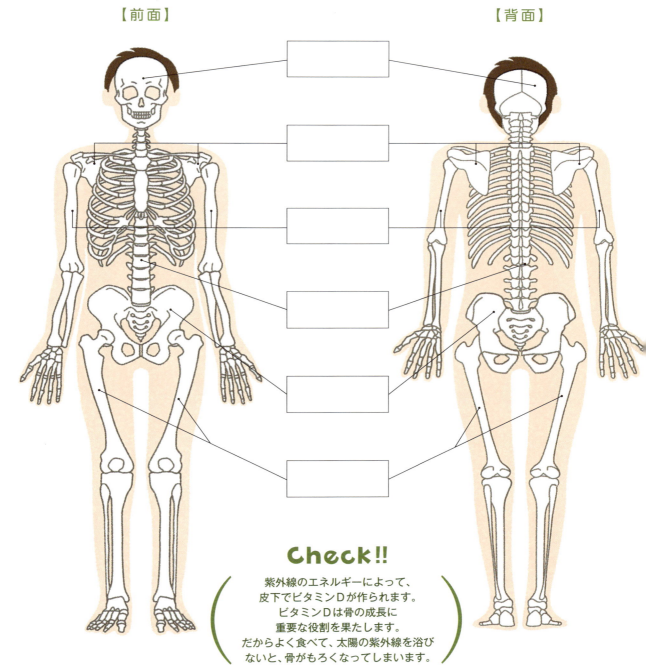

【前面】　　　【背面】

Check!!

紫外線のエネルギーによって、皮下でビタミンDが作られます。ビタミンDは骨の成長に重要な役割を果たします。だからよく食べて、太陽の紫外線を浴びないと、骨がもろくなってしまいます。

ステップ 7　全身の筋肉
～全身の筋肉の名称を覚えよう～

運動をするときに重要な役割を果たす筋肉。
自分の筋肉を触りながら覚えていきましょう。

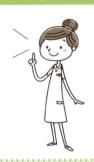

【前面】　ボディービルダーは筋肉を意識して鍛えているんだね。　【背面】

さんかくきん
三角筋

じょうわんにとうきん
上腕二頭筋

じょうわんさんとうきん
上腕三頭筋

だいきょうきん
大胸筋

ふくちょくきん
腹直筋

だいでんきん
大殿筋

だいたいしとうきん
大腿四頭筋

だいたいにとうきん
大腿二頭筋

ひふくきん
腓腹筋

あきれすけん
アキレス腱

Check!!
大腿四頭筋とは
外側広筋、大腿直筋、内側広筋、中間広筋 の4つを指します。

Part 2
おおまかな身体のしくみ

テスト 7 全身の筋肉
～全身の筋肉の名称を覚えよう～

筋肉は2種類の運動からなっています。
自分の意思で動かす**随意（ずいい）運動**と、
自分の意思とは関係なく動く、**不随意運動**からなっています。

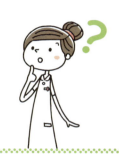

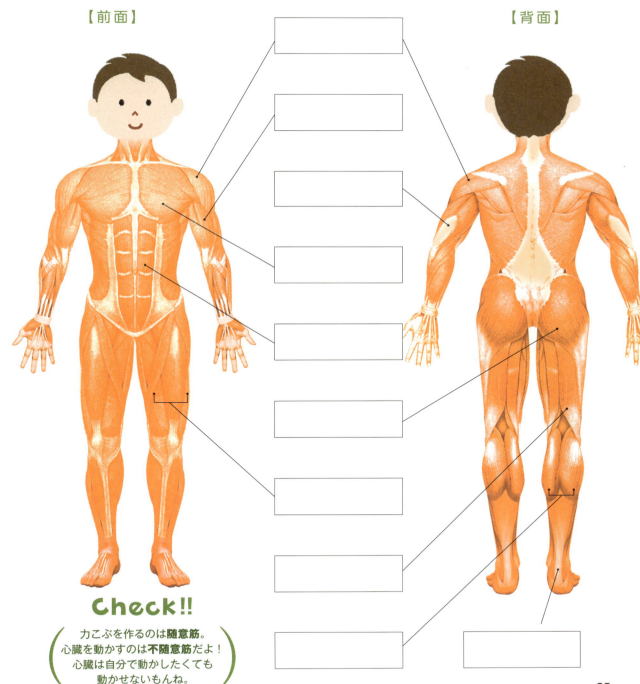

【前面】　　　　　　　　　　　【背面】

Check!!

力こぶを作るのは**随意筋**。
心臓を動かすのは**不随意筋**だよ！
心臓は自分で動かしたくても
動かせないもんね。

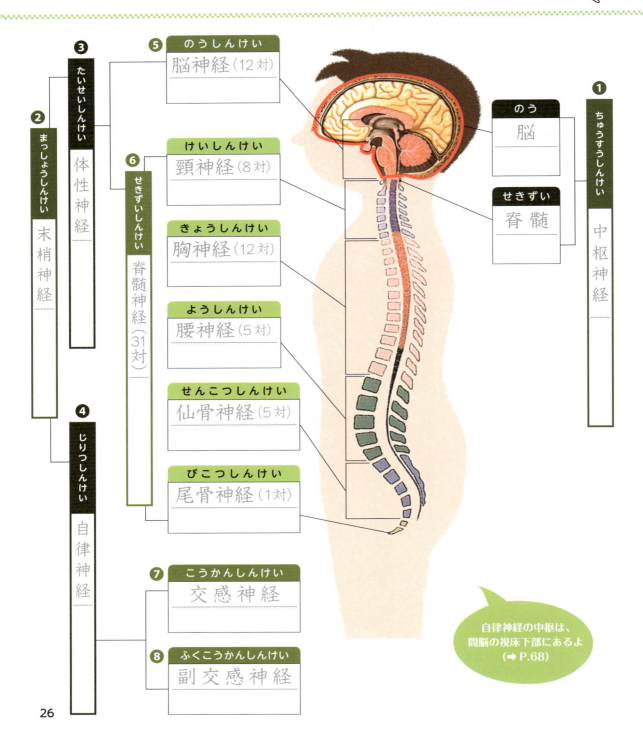

テスト8 脳と脊髄
～脳と神経の名称を覚えよう～

神経には❶中枢神経と、❷末梢神経があります。
脳と脊髄が中枢神経、❸体性神経と❹自律神経は末梢神経。末梢神経には体性神経の
❺脳神経 12対と、❻脊髄神経 31対、自律神経の❼交感神経と❽副交感神経がありますよ。

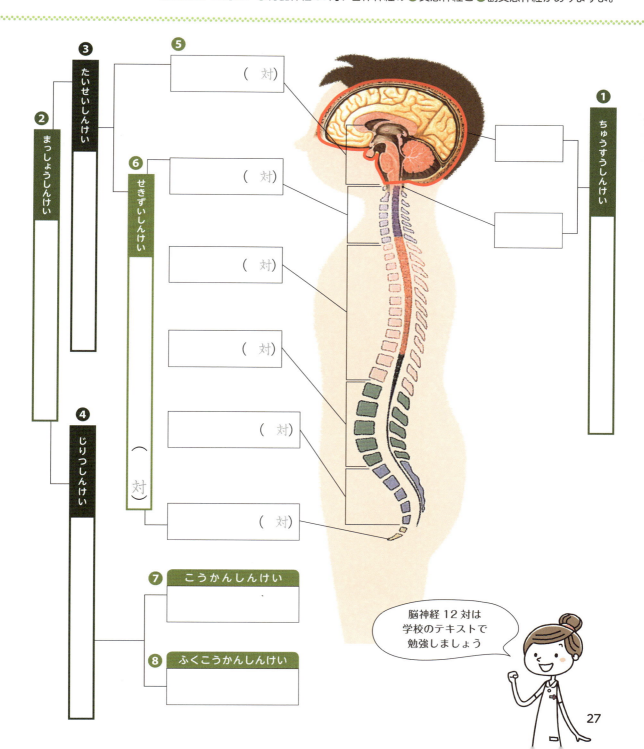

脳神経12対は学校のテキストで勉強しましょう

ステップ 9 感覚器
〜眼や耳や鼻のつくり〜

見たり、聞いたり、嗅いだりする場所の名前を覚えましょう！
（視覚・聴覚・嗅覚）

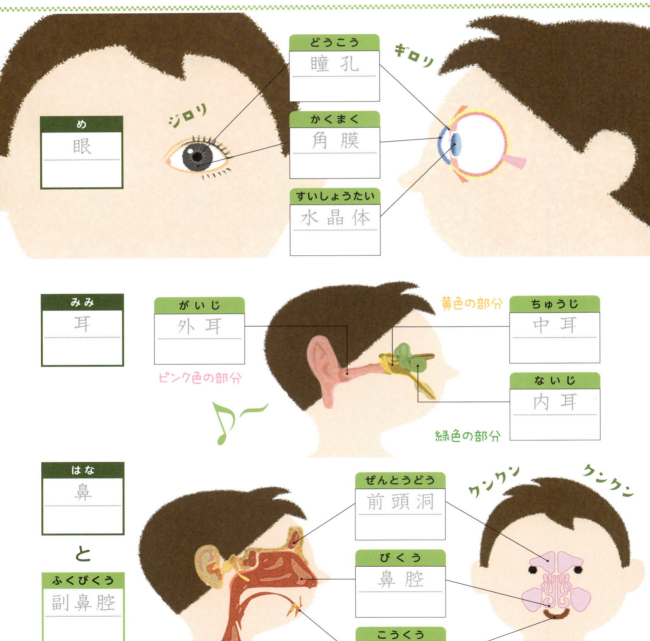

テスト 9 感覚器
～眼や耳や鼻のつくり～

結膜炎だったり、中耳炎だったり、副鼻腔炎だったり。
友達がかかってしまってよく聞く言葉だけど、
どの場所に炎症が起きているか覚えていきましょう。

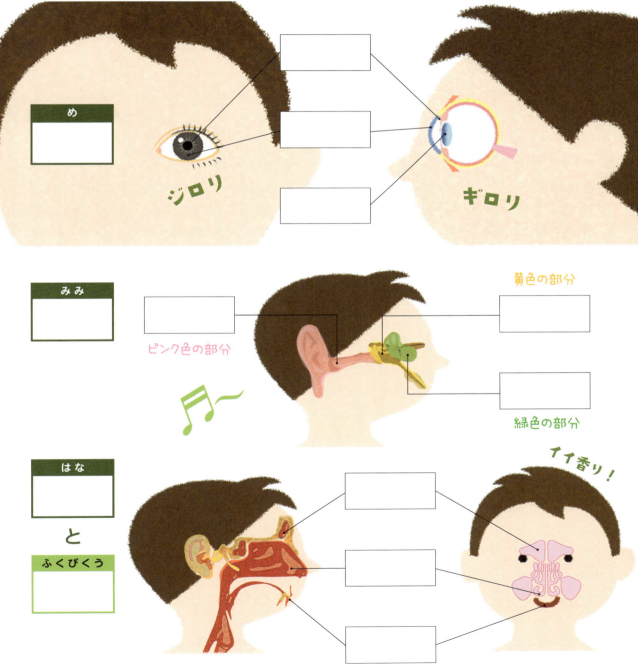

ステップ 10

女性生殖器
～女性の身体特有のつくり～

赤ちゃんを産み育てるための女性の大切な器官です。
受精するのは腟でも子宮でもなく、卵管膨大部なんですよ。
女子も男子も、その各名称を知って大切にしていきましょうね！

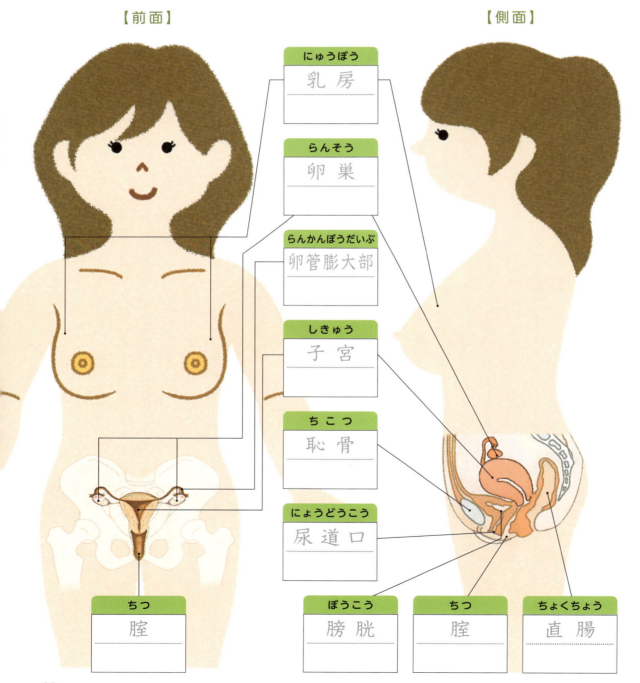

【前面】　　　【側面】

- にゅうぼう：乳房
- らんそう：卵巣
- らんかんぼうだいぶ：卵管膨大部
- しきゅう：子宮
- ちこつ：恥骨
- にょうどうこう：尿道口
- ちつ：腟
- ぼうこう：膀胱
- ちつ：腟
- ちょくちょう：直腸

テスト10 女性生殖器
～女性の身体特有のつくり～

> 月経は生理のことだよ

月経は子宮の内膜（内側の膜）が剥がれ落ちて、同じときに毛細血管が破れて出血することを言います。子宮の内膜が剥がれて腟から出てくる出血が、**経血**です。腟口は尿道口と肛門の間にあるので、不潔にならないようにいつもキレイに清潔にしておきましょう。

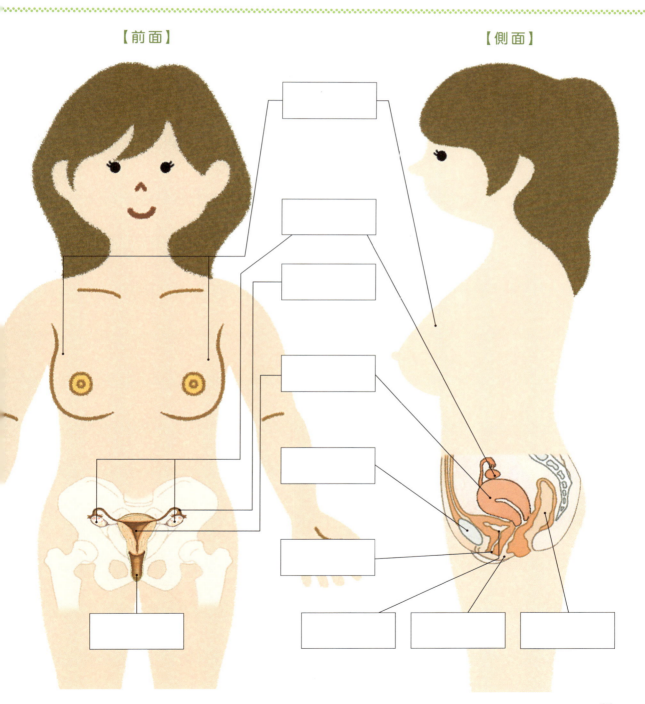

ステップ11 男性生殖器
～男性の身体特有の作り～

赤ちゃんを作るための、男性の大切な器官です。男性生殖器で作られる精子と、女性生殖器で作られる卵子が受精して赤ちゃんができます。一緒に器官の名前を覚えていきましょう。

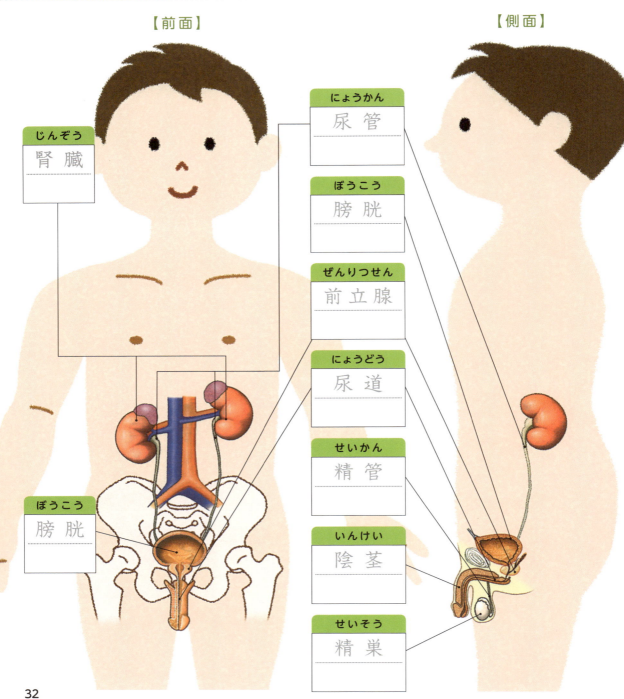

【前面】　【側面】

- じんぞう　腎臓
- にょうかん　尿管
- ぼうこう　膀胱
- ぜんりつせん　前立腺
- にょうどう　尿道
- せいかん　精管
- いんけい　陰茎
- せいそう　精巣
- ぼうこう　膀胱

テスト 11 男性生殖器
～男性の身体特有の作り～

尿と精液は尿道を通ります。

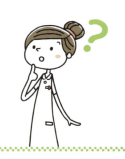

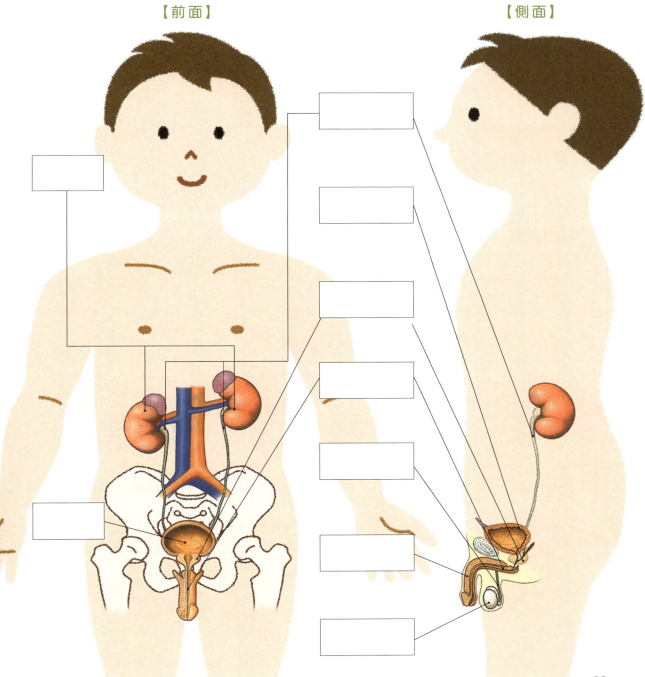

【前面】　【側面】

ステップ12 内分泌腺
～ホルモンが作られる場所～

身長を伸ばしたりする成長ホルモンや、女性・男性特有の性腺刺激ホルモンなどを分泌する場所として内分泌腺があります。どの場所にあるのか見ていきましょう。

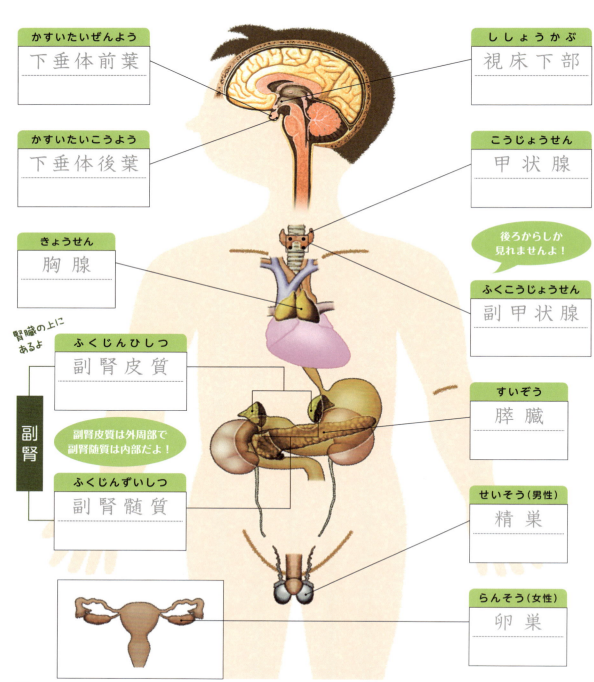

- かすいたいぜんよう：下垂体前葉
- ししょうかぶ：視床下部
- かすいたいこうよう：下垂体後葉
- こうじょうせん：甲状腺
- きょうせん：胸腺
- ふくこうじょうせん：副甲状腺（後ろからしか見れませんよ！）
- ふくじんひしつ：副腎皮質（腎臓の上にあるよ）
- すいぞう：膵臓
- ふくじんずいしつ：副腎髄質
- 副腎（副腎皮質は外周部で副腎髄質は内部だよ！）
- せいそう（男性）：精巣
- らんそう（女性）：卵巣

テスト 12 内分泌腺
～ホルモンが作られる場所～

あまり聞きなれない器官なので、しっかり認識できるように、ゆっくり覚えていきましょう。

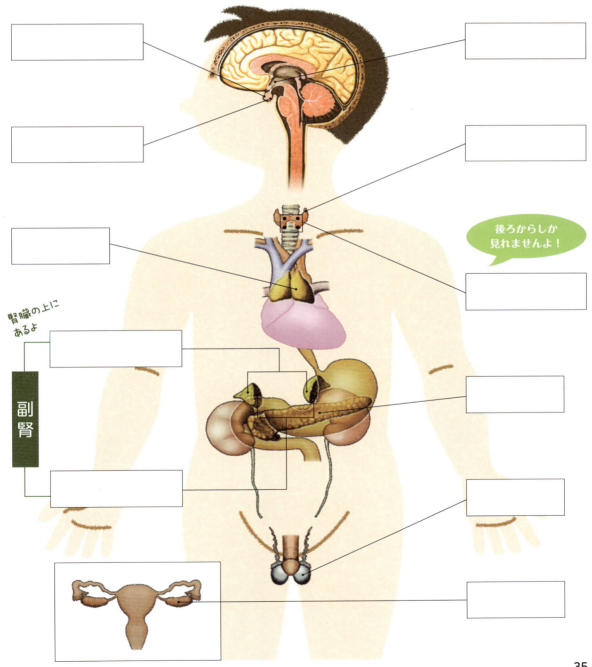

身体全体を知ろう 英語で

Let's learn Anatomy in English!

これからの国際社会では英語も大切です。
おおまかな英語もおまけでつけました！ 遊びのつもりでやってみてください。

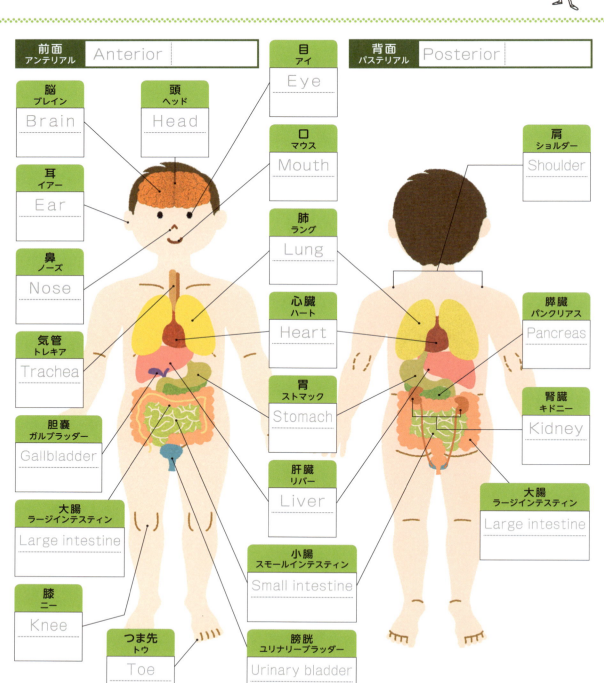

テスト 1 身体全体を知ろう 英語で

Part 2
おおまかな身体のしくみ

英語で会話している自分をイメージしながら覚えていこう！

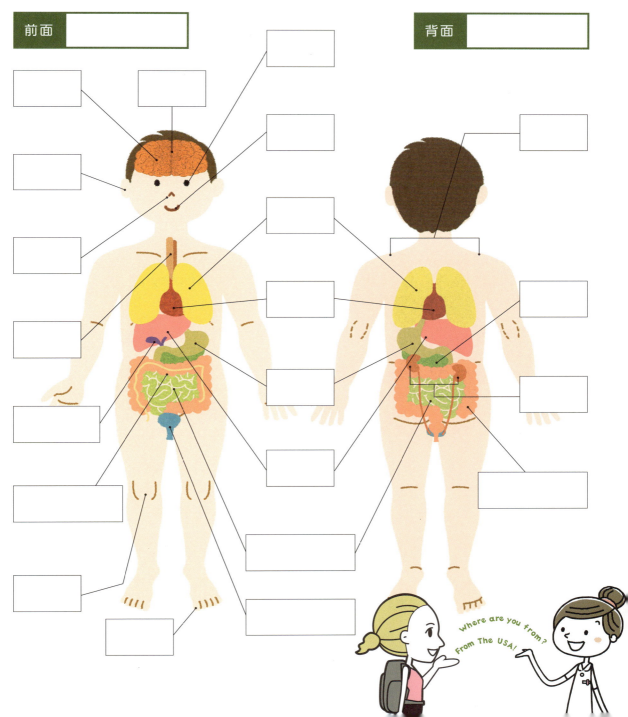

Part 2 復習

次は具体的な経路を見ていきましょう！
普段何気なく食べ物を食べて排泄して便を出す経路は簡単なようで、覚えるのが苦手な学生さんが多くいます。また、息を吸ったり、吐いたり、血液がどんな順番で流れているか知ることは看護師として大切なことです。復習をしていきましょう。

1. 消化管について
食べ物を食べてから、便になるまでの経路を書いてみましょう。
① 口腔 → ② (　　　) → ③ (　　　) → ④ 胃 → ⑤ (　　　) → ⑥ (　　　) →
⑦ 回腸 → ⑧ 盲腸 → ⑨ (　　　) → ⑩ (　　　) → ⑪ (　　　) →
⑫ (　　　) → ⑬ (　　　) → ⑭ (　　　)

2. 肺について
肺は細かく分かれています！ポイントは数を覚えることです。
では、右肺は何葉ですか？（　　）葉　　左肺は何葉ですか？（　　）葉

3. 血液循環について
血液が循環する仕組みには体循環と肺循環があります。
心臓からでる血管はなんでしたか？（　　　）また、心臓に戻ってくる血管はなんでしたか？（　　　）

4. 尿が排泄される仕組みについて
尿は腎臓で生成され（①　　　　）を通って（②　　　　）に溜まります。
その後（③　　　　）を通って尿道口から排泄されます。

5. 筋肉について
お尻にある1番大きな筋肉は何ですか？（　　　　）
お腹の正面を上下に走る筋肉は何ですか？（　　　　）

6 脳と脊髄
神経の数を覚えていきましょう。脳神経の数は全部で何対でしたか？（　　対）

7 内分泌について
副腎は何と何に分かれていますか？（　　）と（　　）

> 復習して答えられたかな？
> わからなかったところは、
> もう一度復習してみましょうね！

答え

1-② 咽頭 1-③ 食道 1-⑤ 十二指腸 1-⑥ 空腸 1-⑨ 上行結腸 1-⑩ 横行結腸
1-⑪ 下行結腸 1-⑫ S状結腸 1-⑬ 直腸 1-⑭ 肛門
2. 3，2 3 動脈、静脈 4-① 尿管 4-② 膀胱 4-③ 尿道
5 大臀筋、腹直筋 6 12（対） 7 副腎皮質、副腎髄質

Part 3

それぞれの部位の細かい構造

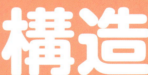
もっと詳しく様々な部位を見ていきましょう！

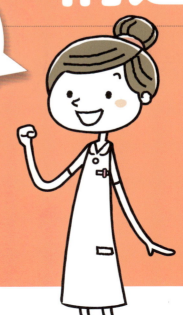

ステップ 1 胃と肝臓・胆嚢・膵臓

Part 2 で学んだ消化管より、もっと細かく勉強をしていきます。
消化管では胆道系といって、胆汁や膵液が作られ、流れてくる道筋があります。
胃の後ろに膵臓がありますよ。

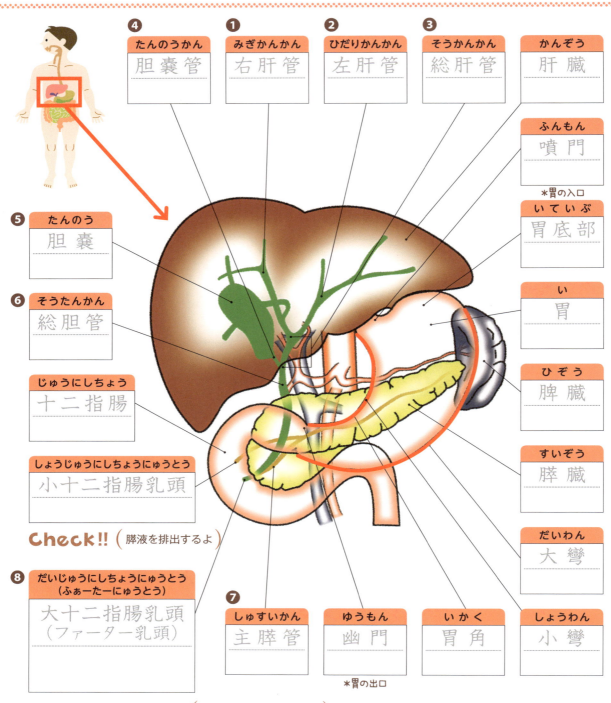

❹ たんのうかん　胆嚢管
❶ みぎかんかん　右肝管
❷ ひだりかんかん　左肝管
❸ そうかんかん　総肝管
かんぞう　肝臓
ふんもん　噴門　*胃の入口
いていぶ　胃底部
❺ たんのう　胆嚢
❻ そうたんかん　総胆管
い　胃
ひぞう　脾臓
じゅうにしちょう　十二指腸
しょうじゅうにしちょうにゅうとう　小十二指腸乳頭
Check!!（膵液を排出するよ）
すいぞう　膵臓
だいわん　大彎
❽ だいじゅうにしちょうにゅうとう（ふぁーたーにゅうとう）　大十二指腸乳頭（ファーター乳頭）
❼ しゅすいかん　主膵管
ゆうもん　幽門　*胃の出口
いかく　胃角
しょうわん　小彎
Check!!（胆汁と膵液を排出するよ）

Part 3
それぞれの部位の細かい構造

テスト❶ 胃と肝臓・胆嚢・膵臓

胆道系は大切な役割をします。胆石ができると、胆道系の道をふさいでしまって、胆汁が出てこれなくなり、痛い思いをします。
胆汁が通ってくる道筋と、胆汁が膵液と混ざる場所を覚えましょう。

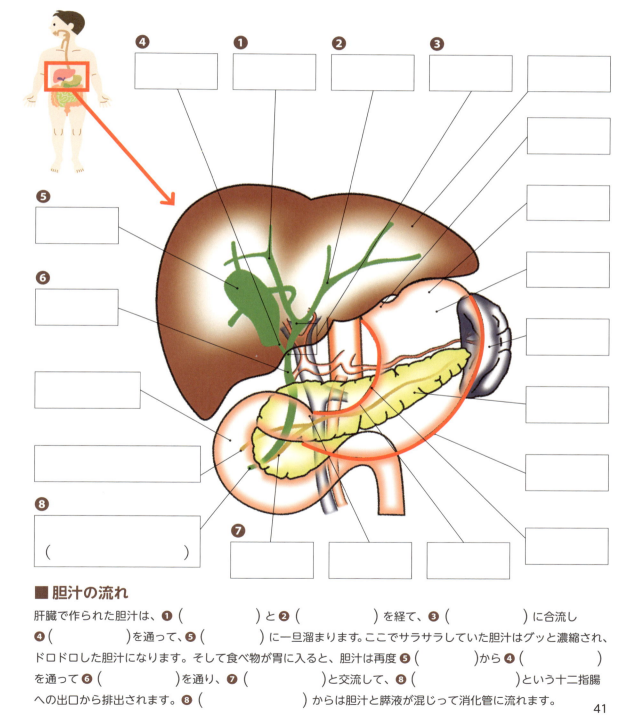

■ 胆汁の流れ

肝臓で作られた胆汁は、❶(　　　　　　)と❷(　　　　　　)を経て、❸(　　　　　　)に合流し❹(　　　　　　)を通って、❺(　　　　　　)に一旦溜まります。ここでサラサラしていた胆汁はグッと濃縮され、ドロドロした胆汁になります。そして食べ物が胃に入ると、胆汁は再度❺(　　　　　　)から❹(　　　　　　)を通って❻(　　　　　　)を通り、❼(　　　　　　)と交流して、❽(　　　　　　)という十二指腸への出口から排出されます。❽(　　　　　　)からは胆汁と膵液が混じって消化管に流れます。

ステップ 2 ① 呼吸器 ①呼吸器官全体

呼吸ができなくなったとき、窒息しそうになったとき、どの部位で問題が起きているのか、息が苦しい患者さんをどうやって助けるかを考えながら、一つ一つ漢字を書いていきましょう。

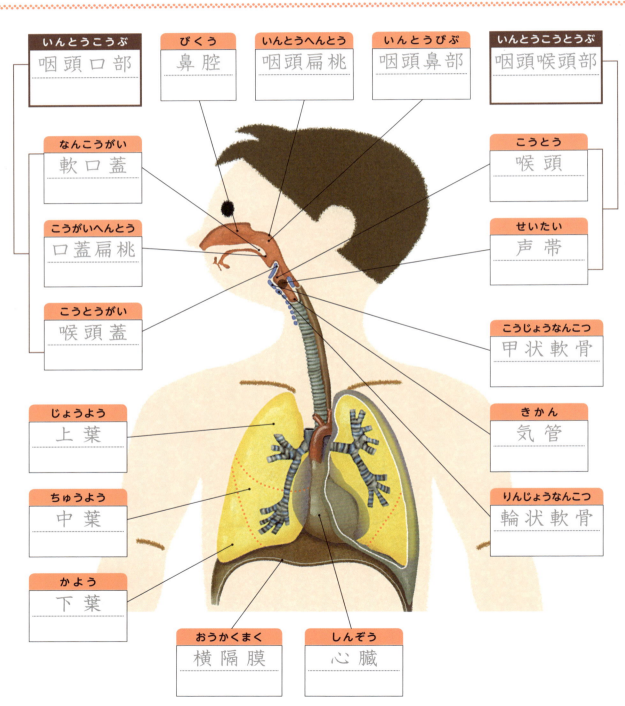

- いんとうこうぶ：咽頭口部
- びくう：鼻腔
- いんとうへんとう：咽頭扁桃
- いんとうびぶ：咽頭鼻部
- いんとうこうとうぶ：咽頭喉頭部
- なんこうがい：軟口蓋
- こうとう：喉頭
- こうがいへんとう：口蓋扁桃
- せいたい：声帯
- こうとうがい：喉頭蓋
- こうじょうなんこつ：甲状軟骨
- じょうよう：上葉
- きかん：気管
- ちゅうよう：中葉
- りんじょうなんこつ：輪状軟骨
- かよう：下葉
- おうかくまく：横隔膜
- しんぞう：心臓

Part 3
それぞれの部位の細かい構造

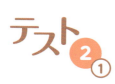

呼吸器 ①呼吸器官全体

肺の病気で肺に水が溜まることを**胸水貯留**といいます。
場所は壁側胸膜と臓側胸膜の間に溜まります。
場所を正確に記載できるかな？ P16 に正解がありますよ。

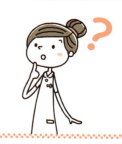

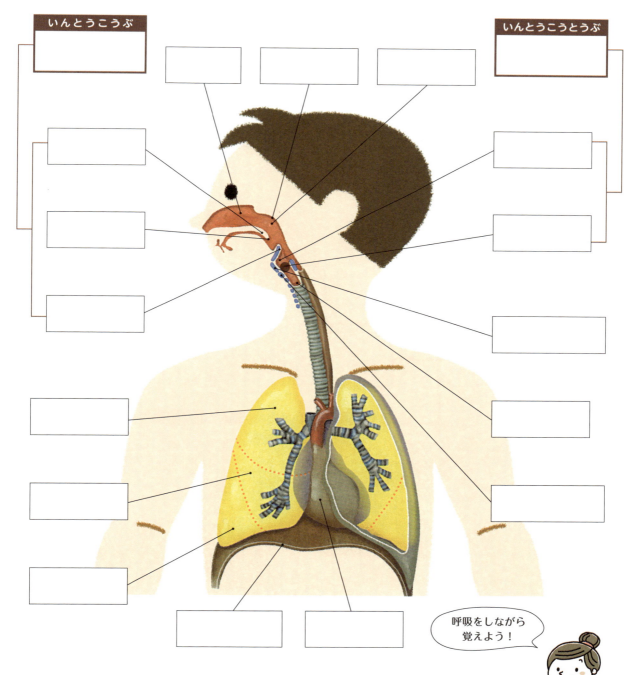

いんとうこうぶ

いんとうこうとうぶ

呼吸をしながら覚えよう！

ステップ 2-② 呼吸器 ② 気管・気管支・肺胞

左主気管支の下には心臓があります。
だから、右気管支は左気管支よりも、気管に対して傾斜が急なんですね。

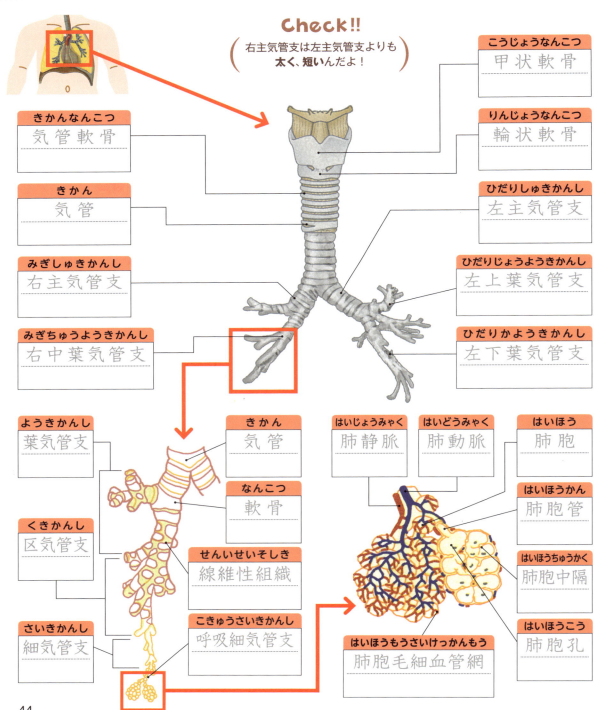

Check!!
右主気管支は左主気管支よりも
太く、短いんだよ！

- きかんなんこつ：気管軟骨
- きかん：気管
- みぎしゅきかんし：右主気管支
- みぎちゅうようきかんし：右中葉気管支
- こうじょうなんこつ：甲状軟骨
- りんじょうなんこつ：輪状軟骨
- ひだりしゅきかんし：左主気管支
- ひだりじょうようきかんし：左上葉気管支
- ひだりかようきかんし：左下葉気管支
- ようきかんし：葉気管支
- くきかんし：区気管支
- さいきかんし：細気管支
- きかん：気管
- なんこつ：軟骨
- せんいせいそしき：線維性組織
- こきゅうさいきかんし：呼吸細気管支
- はいじょうみゃく：肺静脈
- はいどうみゃく：肺動脈
- はいほう：肺胞
- はいほうかん：肺胞管
- はいほうちゅうかく：肺胞中隔
- はいほうこう：肺胞孔
- はいほうもうさいけっかんもう：肺胞毛細血管網

Part 3 それぞれの部位の細かい構造

テスト2② 呼吸器 ②気管・気管支・肺胞

誤えんしたら右肺に入りやすいよ！

←気管の分岐角度は右25°、左45°だよ

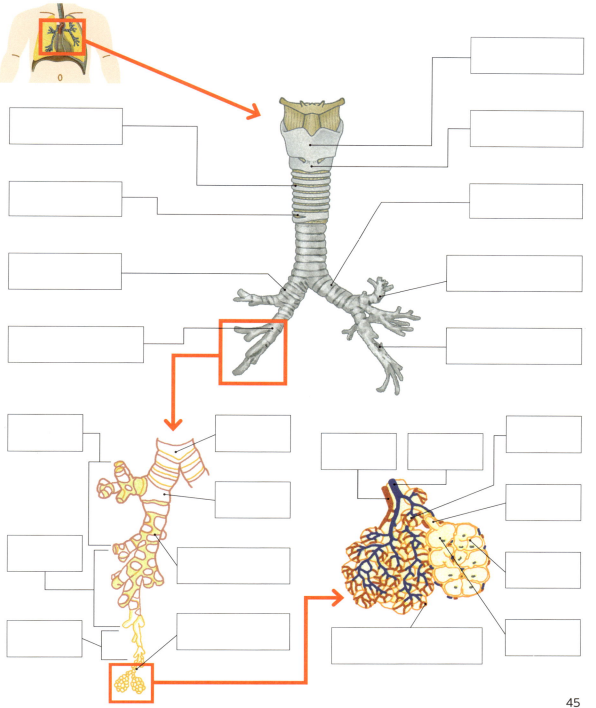

ステップ3-1 循環器 〜動脈〜

動脈とは、心臓から出る血液が通る道。
動脈の部位を触りながら覚えていきましょう。

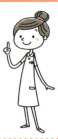

腕頭動脈は右だけにしかない大切な動脈だよ！

- わんとうどうみゃく　腕頭動脈
- だいどうみゃくきゅう　大動脈弓
- じょうこうだいどうみゃく　上行大動脈
- きょうだいどうみゃく　胸大動脈
- ふくくうどうみゃく　腹腔動脈
- じんどうみゃく　腎動脈
- じょうちょうかんまくどうみゃく　上腸間膜動脈
- ふくだいどうみゃく　腹大動脈
- かちょうかんまくどうみゃく　下腸間膜動脈
- そうちょうこつどうみゃく　総腸骨動脈
- がいちょうこつどうみゃく　外腸骨動脈
- ないちょうこつどうみゃく　内腸骨動脈
- だいたいどうみゃく　大腿動脈

- ないけいどうみゃく　内頸動脈
- せんそくとうどうみゃく　浅側頭動脈
- がいけいどうみゃく　外頸動脈
- そうけいどうみゃく　総頸動脈
- さこつかどうみゃく　鎖骨下動脈
- えきかどうみゃく　腋窩動脈
- じょうわんどうみゃく　上腕動脈
- とうこつどうみゃく　橈骨動脈
- しゃくこつどうみゃく　尺骨動脈

大腿動脈から下は P.8 を確認！

46

テスト 3 ① 循環器 〜動脈〜

胸大動脈と腹大動脈を合わせて下行大動脈と言います。

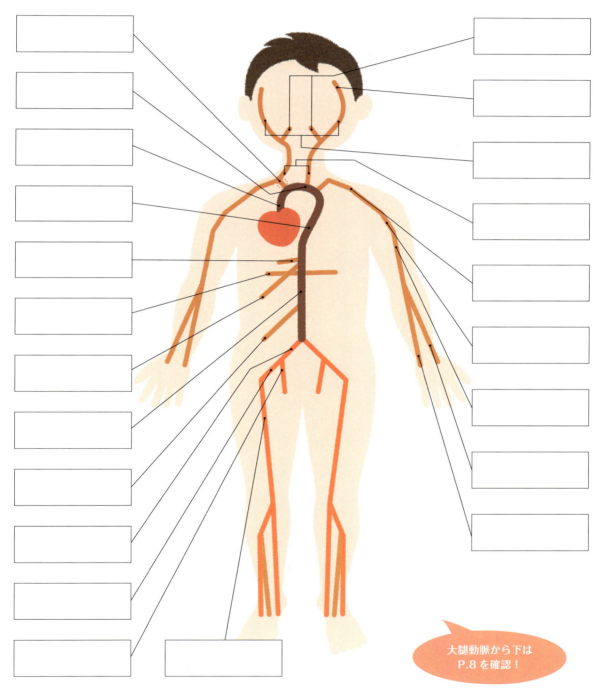

ステップ 3-2 循環器 〜静脈〜

静脈とは、心臓に戻る血液。
静脈の部位を触りながら覚えていきましょう。

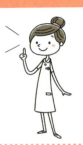

ないけいじょうみゃく	内頸静脈
じょうだいじょうみゃく	上大静脈
えきかじょうみゃく	腋窩静脈
じょうわんじょうみゃく	上腕静脈
かんじょうみゃく	肝静脈
とうこつじょうみゃく	橈骨静脈
しゃくこつじょうみゃく	尺骨静脈
そうちょうこつじょうみゃく	総腸骨静脈
だいふくざいじょうみゃく	大伏在静脈
しょうふくざいじょうみゃく	小伏在静脈
ぜんけいこつじょうみゃく	前脛骨静脈
がいけいじょうみゃく	外頸静脈
じょうみゃくかく	静脈角
わんとうじょうみゃく	腕頭静脈
かだいじょうみゃく	下大静脈
とうそくひじょうみゃく	橈側皮静脈
しゃくそくひじょうみゃく	尺側皮静脈
ちゅうせいちゅうひじょうみゃく	肘正中皮静脈
ぜんわんせいちゅうひじょうみゃく	前腕正中皮静脈
じんじょうみゃく	腎静脈
だいたいじょうみゃく	大腿静脈
しっかじょうみゃく	膝窩静脈

Part 3
それぞれの部位の細かい構造

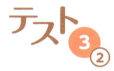

循環器 〜静脈〜

覚えた漢字を忘れていないか、自分の身体を
イメージしながら復習してみましょう！

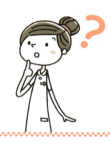

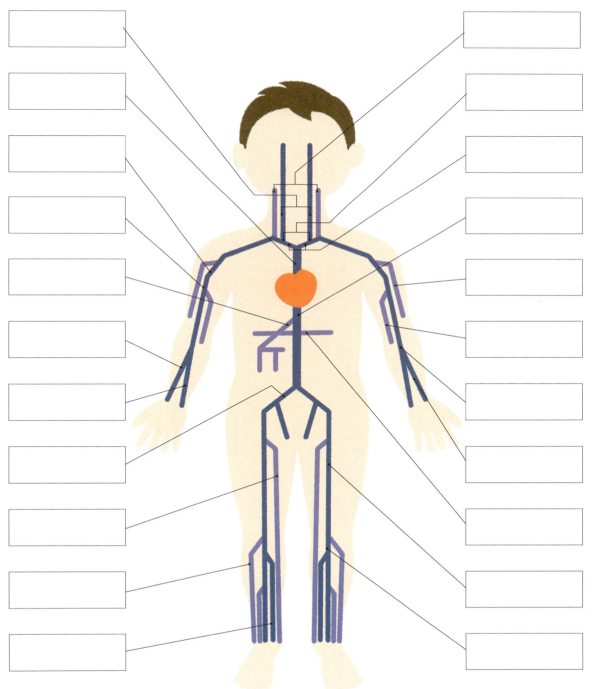

ステップ 4-① 循環器 〜心臓編 ①〜

心臓を動かす筋肉を**心筋**と言います。心筋の動脈を**冠状動脈**と言います。
冠状動脈が詰まると心臓に血液が送れなくなって、心臓に栄養や酸素が行きわたらなくなります。
すると、**狭心症**や**心筋梗塞**のように胸が苦しくなり、心臓が止まり、死に至る怖い病気に…。
大切な心臓の血管も、頑張って覚えましょう。

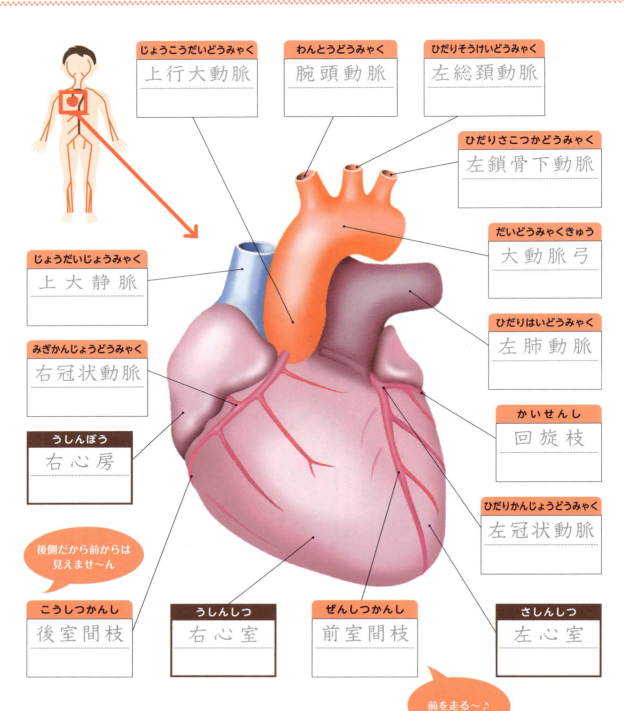

- じょうこうだいどうみゃく：上行大動脈
- わんとうどうみゃく：腕頭動脈
- ひだりそうけいどうみゃく：左総頸動脈
- ひだりさこつかどうみゃく：左鎖骨下動脈
- じょうだいじょうみゃく：上大静脈
- だいどうみゃくきゅう：大動脈弓
- みぎかんじょうどうみゃく：右冠状動脈
- ひだりはいどうみゃく：左肺動脈
- うしんぼう：右心房
- かいせんし：回旋枝
- ひだりかんじょうどうみゃく：左冠状動脈
- こうしつかんし：後室間枝（後側だから前からは見えませ〜ん）
- うしんしつ：右心室
- ぜんしつかんし：前室間枝（前を走る〜♪）
- さしんしつ：左心室

Part 3 それぞれの部位の細かい構造

テスト 4 ① 循環器 〜心臓編 ①〜

大動脈から左冠状動脈と右冠状動脈に分かれます。
そして左冠状動脈は左前下行枝と回旋枝に分かれます。

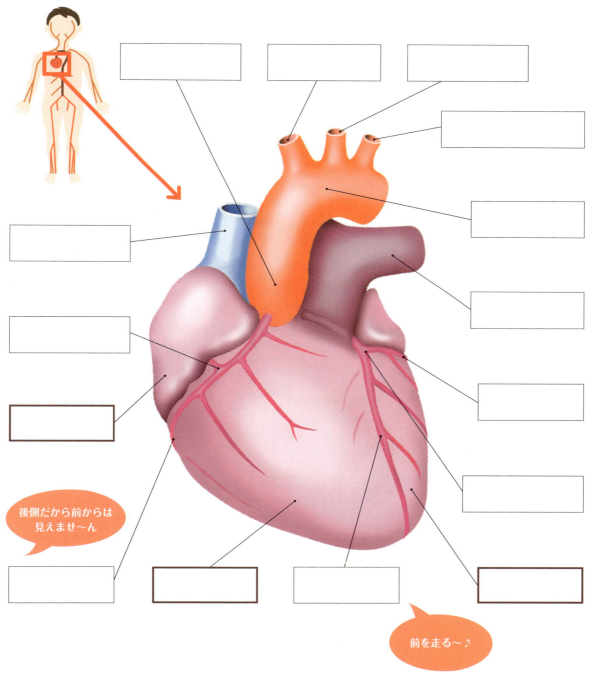

ステップ 4-② 循環器 〜心臓編②〜

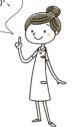

ステップ4-1の イラストを輪切りにしたのが、下の図だよ！よく見てね

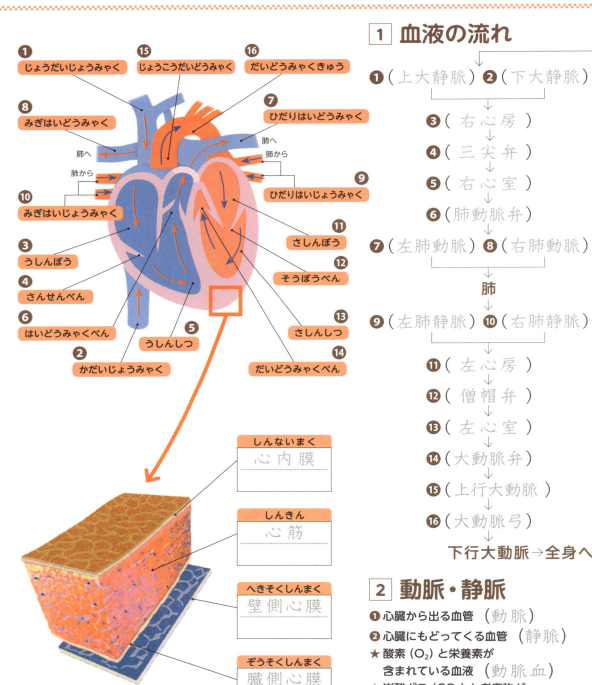

① じょうだいじょうみゃく
⑮ じょうこうだいどうみゃく
⑯ だいどうみゃくきゅう
⑧ みぎはいどうみゃく
⑦ ひだりはいどうみゃく
⑩ みぎはいじょうみゃく
⑨ ひだりはいじょうみゃく
③ うしんぼう
⑪ さしんぼう
④ さんせんべん
⑫ そうぼうべん
⑥ はいどうみゃくべん
⑬ さしんしつ
⑤ うしんしつ
② かだいじょうみゃく
⑭ だいどうみゃくべん

しんないまく　心内膜
しんきん　心筋
へきそくしんまく　壁側心膜
ぞうそくしんまく　臓側心膜

1 血液の流れ

❶（上大静脈）❷（下大静脈）
↓
❸（右心房）
↓
❹（三尖弁）
↓
❺（右心室）
↓
❻（肺動脈弁）
↓
❼（左肺動脈）❽（右肺動脈）
↓
肺
↓
❾（左肺静脈）❿（右肺静脈）
↓
⓫（左心房）
↓
⓬（僧帽弁）
↓
⓭（左心室）
↓
⓮（大動脈弁）
↓
⓯（上行大動脈）
↓
⓰（大動脈弓）
↓
下行大動脈→全身へ

2 動脈・静脈

❶ 心臓から出る血管（動脈）
❷ 心臓にもどってくる血管（静脈）
★ 酸素（O_2）と栄養素が含まれている血液（動脈血）
★ 炭酸ガス（CO_2）と老廃物が含まれている血液（静脈血）

Part 3
それぞれの部位の細かい構造

テスト 4-② 循環器 〜心臓編②〜

心臓の四つの部屋を全部言えるかな？

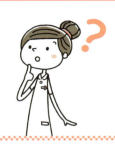

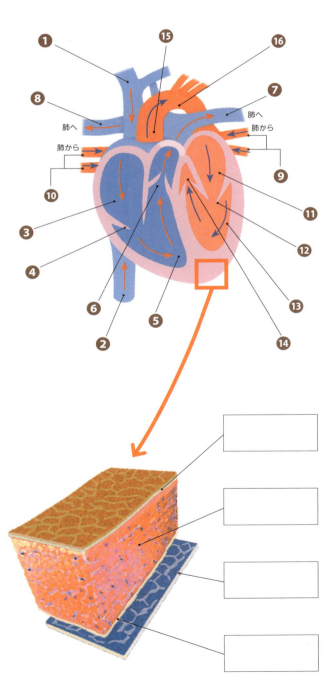

1 血液の流れ

❶ (　　　　) ❷ (　　　　)
↓
❸ (　　　　)
↓
❹ (　　　　)
↓
❺ (　　　　)
↓
❻ (　　　　)
↓
❼ (　　　　) ❽ (　　　　)
↓
肺
↓
❾ (　　　　) ❿ (　　　　)
↓
⓫ (　　　　)
↓
⓬ (　　　　)
↓
⓭ (　　　　)
↓
⓮ (　　　　)
↓
⓯ (　　　　)
↓
⓰ (　　　　)
↓
下行大動脈→全身へ

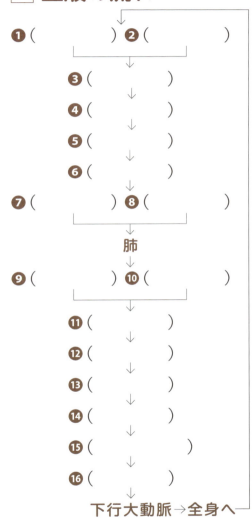

2 動脈・静脈

❶ 心臓から出る血管　(　　　　)
❷ 心臓にもどってくる血管　(　　　　)
★ 酸素（O_2）と栄養素が
　含まれている血液　(　　　　)
★ 炭酸ガス（CO_2）と老廃物が
　含まれている血液　(　　　　)

正解：右心房・右心室・左心房・左心室

ステップ 5 循環器 〜刺激伝導系〜

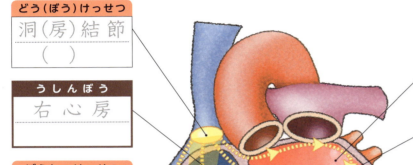

どう（ぼう）けっせつ
洞（房）結節
（　　）

うしんぼう
右心房

ぼうしつけっせつ
房室結節

うきゃく
右脚

うしんしつ
右心室

さしんぼう
左心房

ひすそく
ヒス束

さしんしつ
左心室

さきゃくぜんし・こうし
左脚前枝・後枝

ぷるきんえせんい
プルキンエ線維

心電図

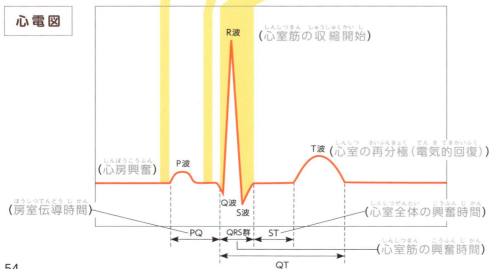

R波（心室筋の収縮開始）
T波（心室の再分極（電気的回復））
（心房興奮）P波
（房室伝導時間）
Q波　S波
（心室全体の興奮時間）
PQ　QRS群　ST
（心室筋の興奮時間）
QT

Part 3
それぞれの部位の細かい構造

テスト 5 循環器 〜刺激伝導系〜

心臓の動きを心電図で見ていきましょう。看護師になったら心電図を読めるように勉強をしていきます。心臓はどのようにして電気刺激が流れるか？復習しましょう。**洞房結節〜房室結節〜ヒス束〜右脚**と**左脚**に刺激が伝わって心臓が動きますよ！

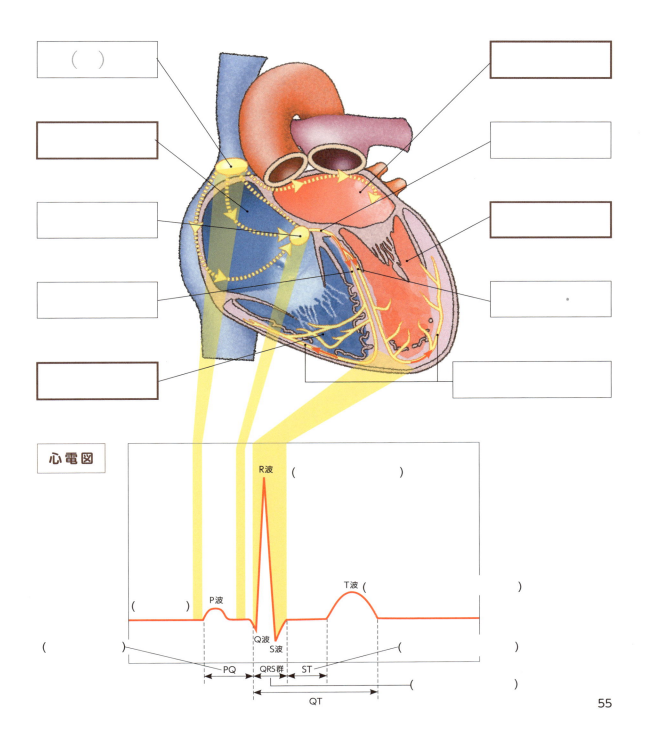

ステップ 6-①　腎臓　①腎系統

尿がどうやって作られているか、知っていますか？
血液をろ過して、いらないモノを取り除いて、尿ができます。

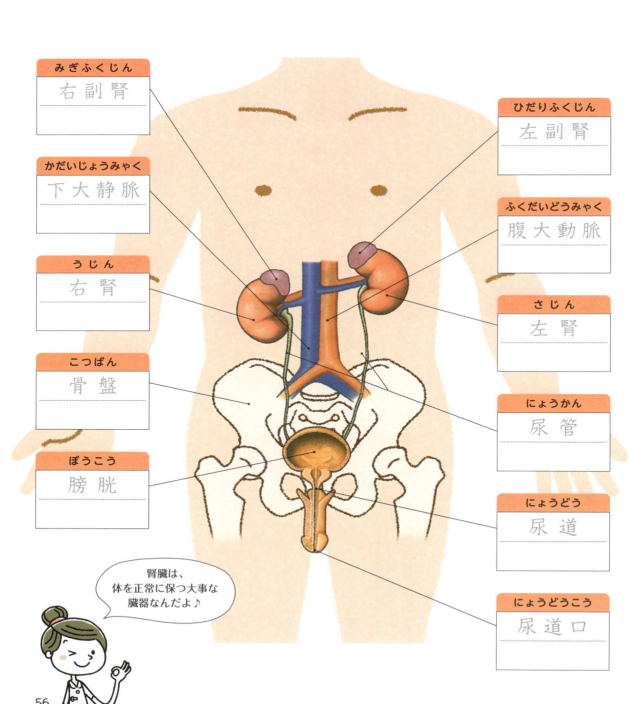

- みぎふくじん：右副腎
- かだいじょうみゃく：下大静脈
- うじん：右腎
- こつばん：骨盤
- ぼうこう：膀胱
- ひだりふくじん：左副腎
- ふくだいどうみゃく：腹大動脈
- さじん：左腎
- にょうかん：尿管
- にょうどう：尿道
- にょうどうこう：尿道口

腎臓は、体を正常に保つ大事な臓器なんだよ♪

Part 3
それぞれの部位の細かい構造

テスト 6① 腎臓 ①腎系統

腎臓は、左右どちらが高い場所にあるかな？

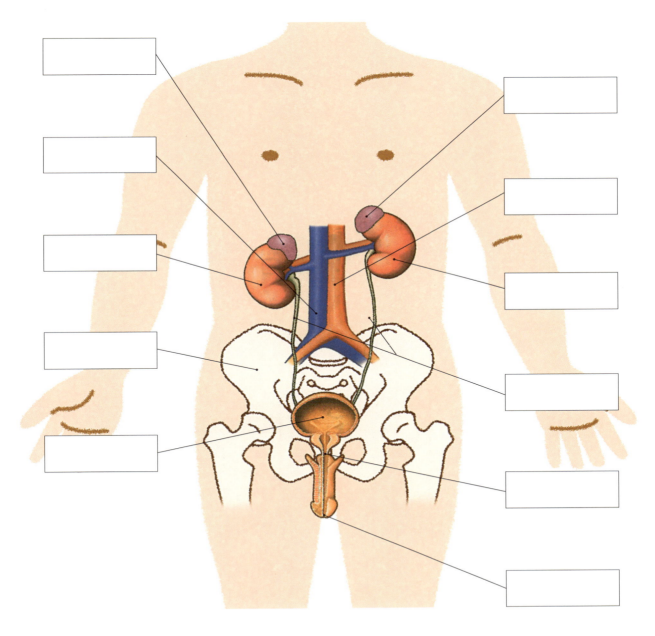

答え：右

ステップ 6-② 腎臓 ②腎臓の中の構造

腎臓は後腹膜臓器といって腹膜の後側、背中側にある臓器なんです。
正面から腎臓を見て、前には胃や肝臓などの腹腔内臓器（消化器系）があります。

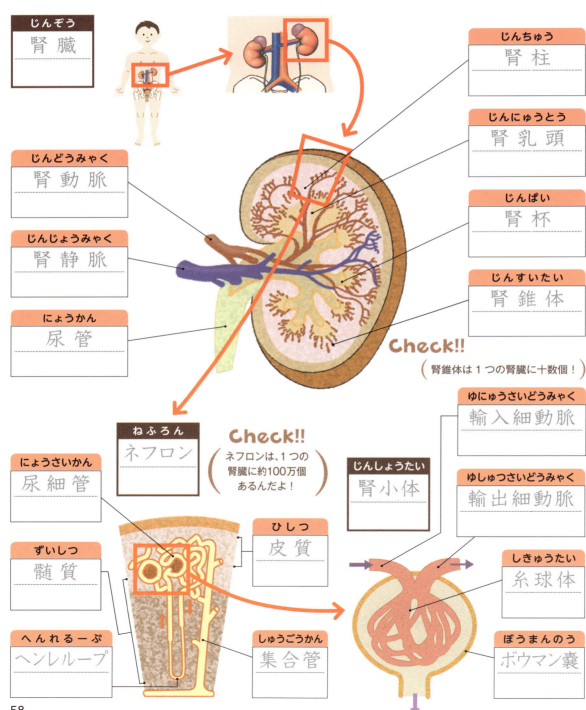

- じんぞう：腎臓
- じんちゅう：腎柱
- じんにゅうとう：腎乳頭
- じんどうみゃく：腎動脈
- じんじょうみゃく：腎静脈
- じんぱい：腎杯
- にょうかん：尿管
- じんすいたい：腎錐体

Check!!（腎錐体は1つの腎臓に十数個！）

- ねふろん：ネフロン

Check!! ネフロンは、1つの腎臓に約100万個あるんだよ！

- にょうさいかん：尿細管
- ずいしつ：髄質
- へんれるーぷ：ヘンレループ
- ひしつ：皮質
- しゅうごうかん：集合管
- じんしょうたい：腎小体
- ゆにゅうさいどうみゃく：輸入細動脈
- ゆしゅつさいどうみゃく：輸出細動脈
- しきゅうたい：糸球体
- ぼうまんのう：ボウマン嚢

Part 3 それぞれの部位の細かい構造

テスト 6② 腎臓 ②腎臓の中の構造

後腹膜臓器は、**腎臓・副腎・尿管・膵臓・腹大動脈・下大静脈**で後部（背中側）にあります。覚えた漢字を忘れていないか、自分の身体をイメージしながら復習してみましょう！

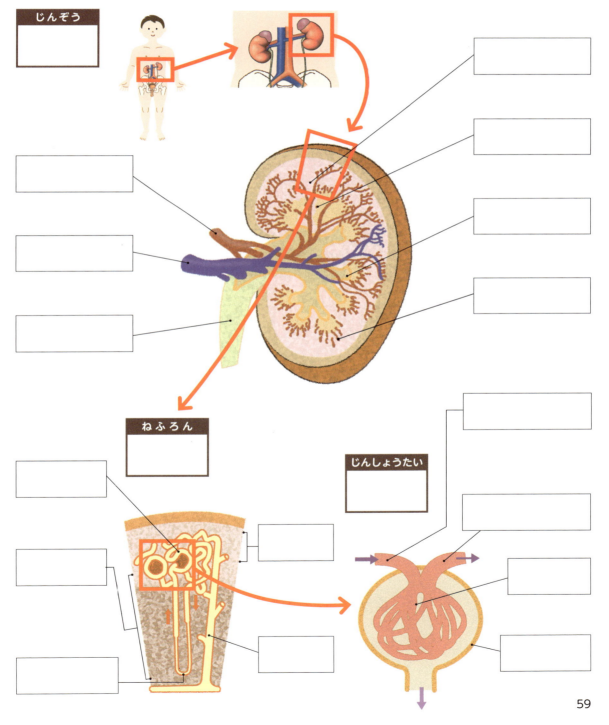

ステップ 7-1 骨格 〜全身の骨・前面〜

骨を覚えるときは、自分の骨をどんどん触って覚えていくと理解しやすいですよ！

胸郭という骨格は3つでできてるよ！胸郭という堅い骨で肺を守っているんだね！

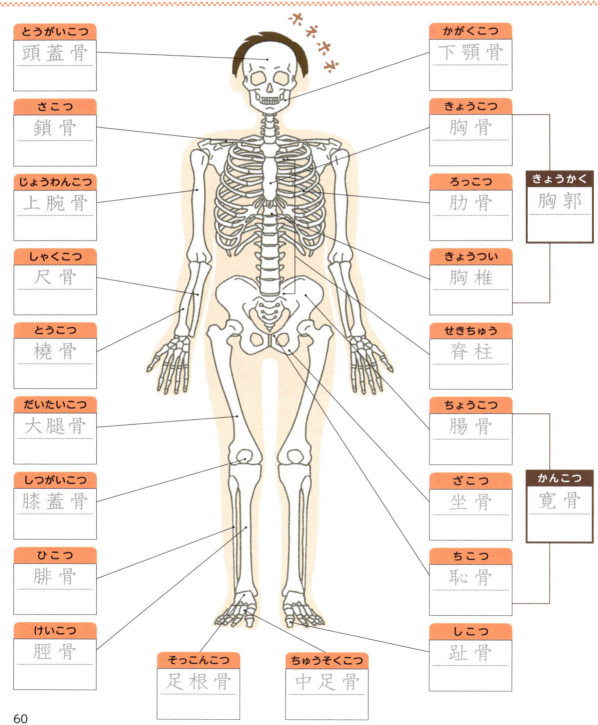

- とうがいこつ：頭蓋骨
- さこつ：鎖骨
- じょうわんこつ：上腕骨
- しゃくこつ：尺骨
- とうこつ：橈骨
- だいたいこつ：大腿骨
- しつがいこつ：膝蓋骨
- ひこつ：腓骨
- けいこつ：脛骨
- そっこんこつ：足根骨
- ちゅうそくこつ：中足骨
- かがくこつ：下顎骨
- きょうこつ：胸骨
- ろっこつ：肋骨
- きょうつい：胸椎
- せきちゅう：脊柱
- ちょうこつ：腸骨
- ざこつ：坐骨
- ちこつ：恥骨
- しこつ：趾骨
- きょうかく：胸郭
- かんこつ：寛骨

Part 3
それぞれの部位の細かい構造

テスト 7① 骨格 〜全身の骨・前面〜

寛骨はどの骨だったかな？

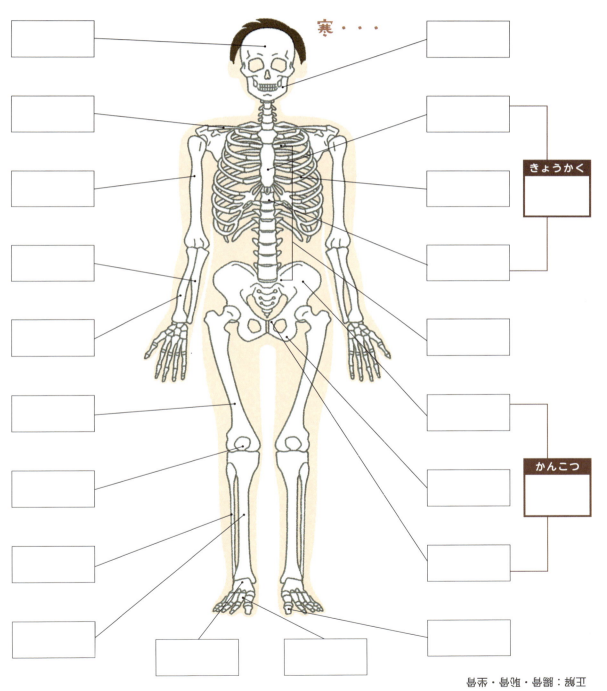

寒…

きょうかく

かんこつ

正解：闘骨・椎骨・禾骨

ステップ 7-2 骨格 〜全身の骨・背面〜

後ろからも骨を覚えていきましょう！

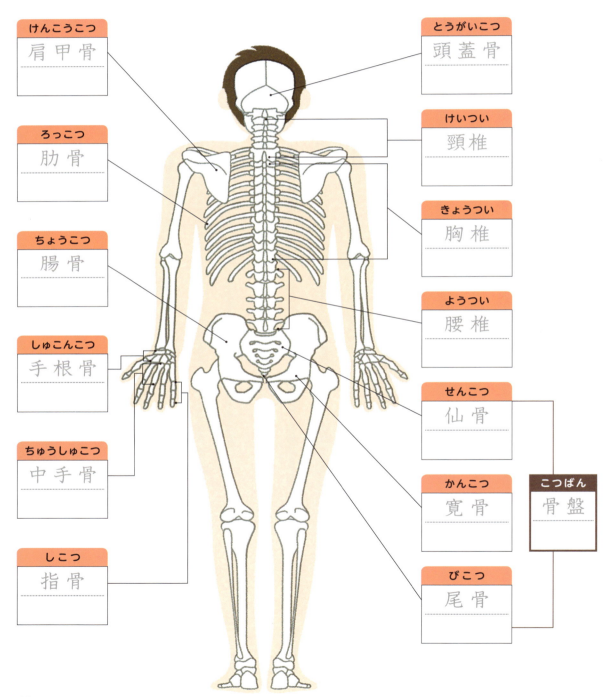

- けんこうこつ：肩甲骨
- ろっこつ：肋骨
- ちょうこつ：腸骨
- しゅこんこつ：手根骨
- ちゅうしゅこつ：中手骨
- しこつ：指骨
- とうがいこつ：頭蓋骨
- けいつい：頸椎
- きょうつい：胸椎
- ようつい：腰椎
- せんこつ：仙骨
- かんこつ：寛骨
- びこつ：尾骨
- こつばん：骨盤

Part 3
それぞれの部位の細かい構造

テスト 7 ② 骨格 〜全身の骨・背面〜

骨盤はどの骨だったかな？

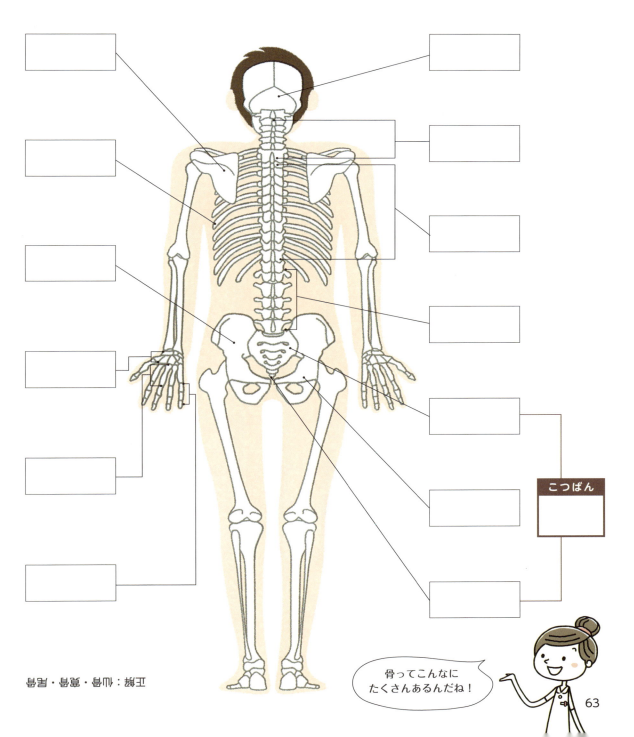

正解：尺骨・橈骨・腓骨

ステップ 8-① 筋肉 〜全身の筋肉の名称・前面〜

ムキムキ！ 筋肉は鍛えれば鍛えるほどムキムキになりますよ！ 腕を曲げるたときにできる力こぶは、上腕二頭筋です。

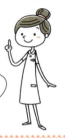
筋肉は起始・停止をセットで覚えてね♪

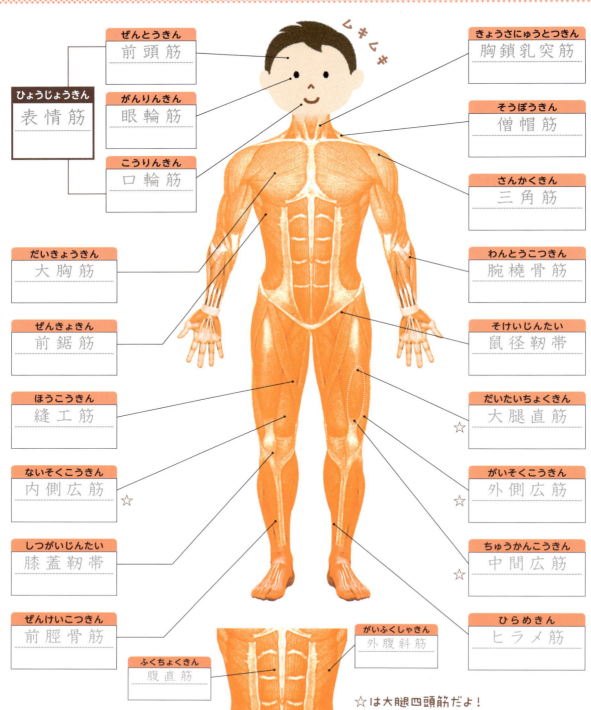

- ぜんとうきん：前頭筋
- がんりんきん：眼輪筋
- こうりんきん：口輪筋
- ひょうじょうきん：表情筋
- だいきょうきん：大胸筋
- ぜんきょきん：前鋸筋
- ほうこうきん：縫工筋
- ないそくこうきん：内側広筋 ☆
- しつがいじんたい：膝蓋靭帯
- ぜんけいこつきん：前脛骨筋
- ふくちょくきん：腹直筋
- きょうさにゅうとつきん：胸鎖乳突筋
- そうぼうきん：僧帽筋
- さんかくきん：三角筋
- わんとうこつきん：腕橈骨筋
- そけいじんたい：鼠径靭帯
- だいたいちょくきん：大腿直筋 ☆
- がいそくこうきん：外側広筋 ☆
- ちゅうかんこうきん：中間広筋 ☆
- ひらめきん：ヒラメ筋
- がいふくしゃきん：外腹斜筋

☆は大腿四頭筋だよ！

Part 3
それぞれの部位の細かい構造

テスト 8 ① 筋肉 〜全身の筋肉の名称・前面〜

力こぶの肘関節の屈曲や、前腕の回外に作用する筋肉は、**上腕二頭筋**ですよ！

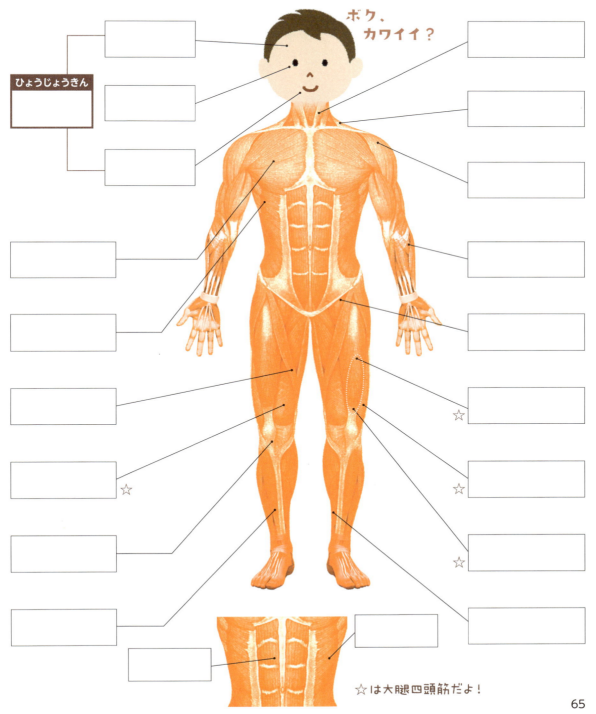

ボク、カワイイ？

ひょうじょうきん

☆は大腿四頭筋だよ！

ステップ 8-2 筋肉 〜全身の筋肉の名称・背面〜

後ろ姿からも筋肉を覚えていきましょう！

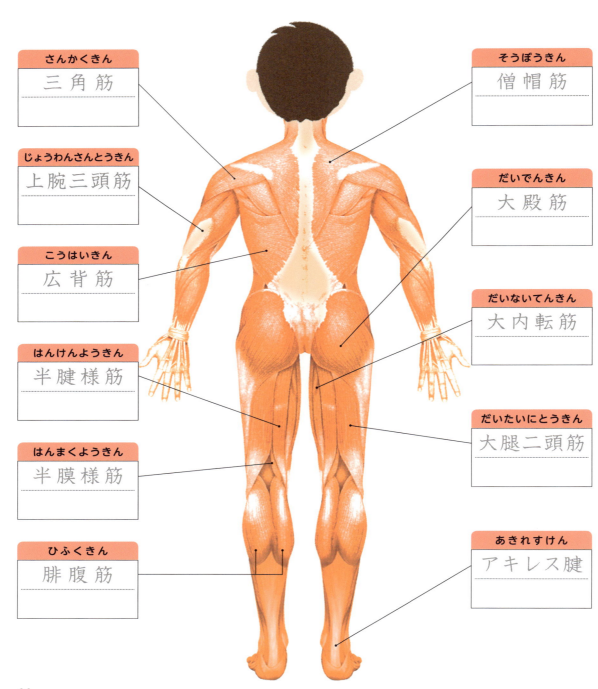

- さんかくきん：三角筋
- じょうわんさんとうきん：上腕三頭筋
- こうはいきん：広背筋
- はんけんようきん：半腱様筋
- はんまくようきん：半膜様筋
- ひふくきん：腓腹筋
- そうぼうきん：僧帽筋
- だいでんきん：大殿筋
- だいないてんきん：大内転筋
- だいたいにとうきん：大腿二頭筋
- あきれすけん：アキレス腱

テスト 8-② 筋肉 〜全身の筋肉の名称・背面〜

力こぶの下の上腕三頭筋は、肘関節の伸展に関係があります。

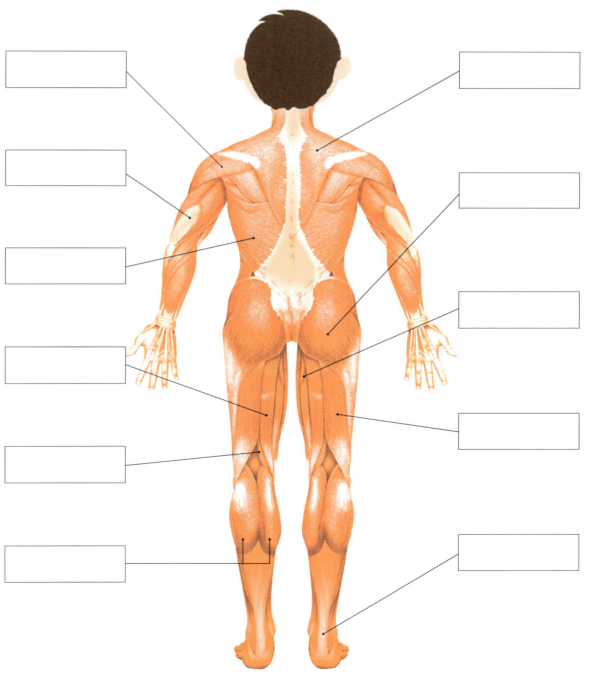

ステップ 9-① 脳の構造 ①脳の全体

脳は記憶を司ったり、運動をするためのバランスを取ったりする、大切な器官です。

脳は「脳脊髄液」に浮かんでいるよ！

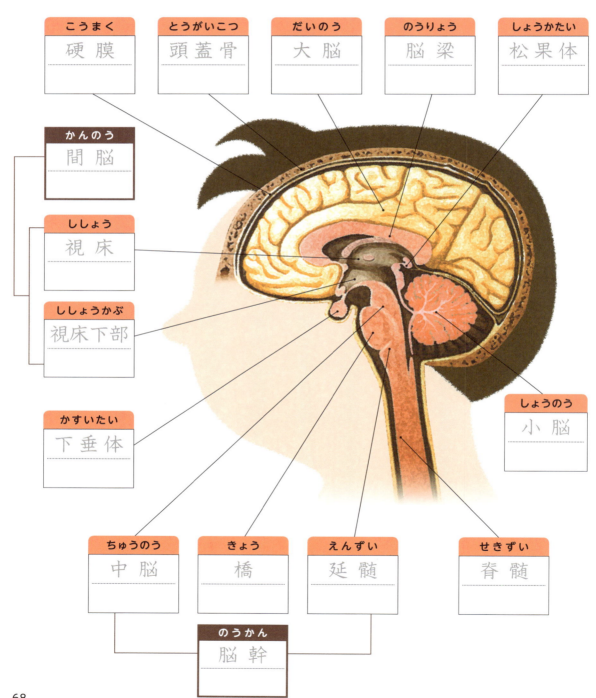

- こうまく：硬膜
- とうがいこつ：頭蓋骨
- だいのう：大脳
- のうりょう：脳梁
- しょうかたい：松果体
- かんのう：間脳
- ししょう：視床
- ししょうかぶ：視床下部
- かすいたい：下垂体
- しょうのう：小脳
- ちゅうのう：中脳
- きょう：橋
- えんずい：延髄
- せきずい：脊髄
- のうかん：脳幹

Part 3
それぞれの部位の細かい構造

テスト 9 ① 脳の構造 ①脳の全体

間脳と脳幹はどこの部位を指すのかな？

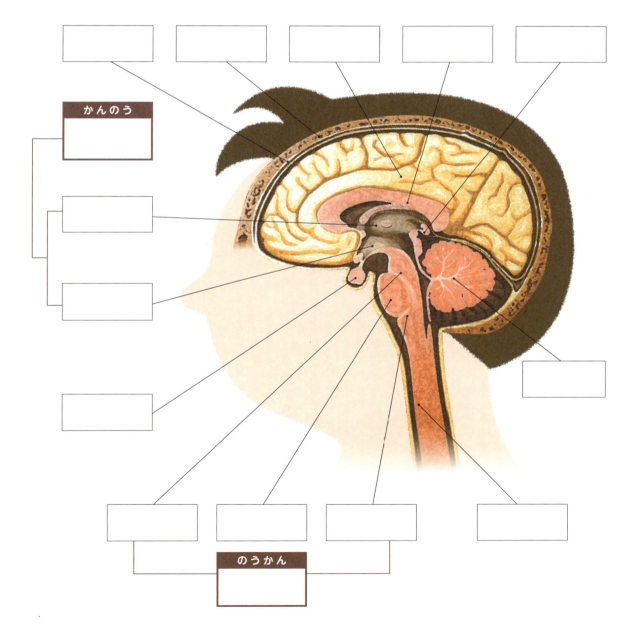

正解：間脳→視床・視床下部　脳幹→中脳・橋・延髄

ステップ 9-② 脳の構造 ②脳の内部

くも膜下出血や硬膜下出血はどこの部位が出血するのか考えながら覚えていきましょう。

Check!!
間脳は上側の視床と下側の視床下部に分かれます。
間脳の後ろの上側に松果体があり、
前の方の下側に下垂体があります

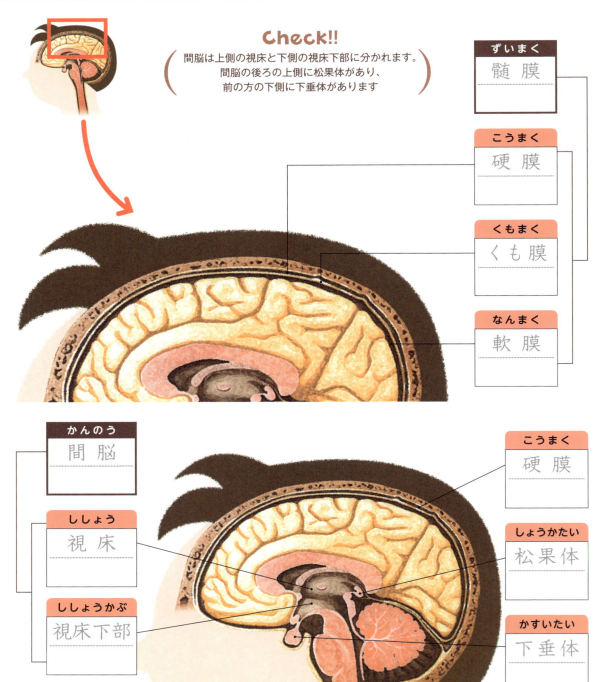

テスト 9② 脳の構造 ②脳の内部

髄膜はどこの部位は指すのかな？

Part 3
それぞれの部位の細かい構造

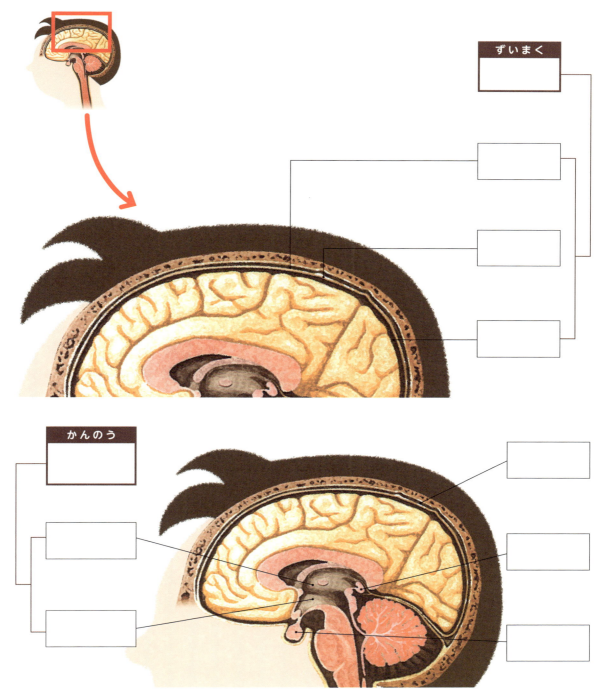

正解：硬膜・くも膜・軟膜

ステップ 9-3 脊髄神経
主な上下肢の神経

神経それぞれが阻害されると体を動かすことができません。
橈骨神経が阻害されると母指の伸展ができなくなりますよ！

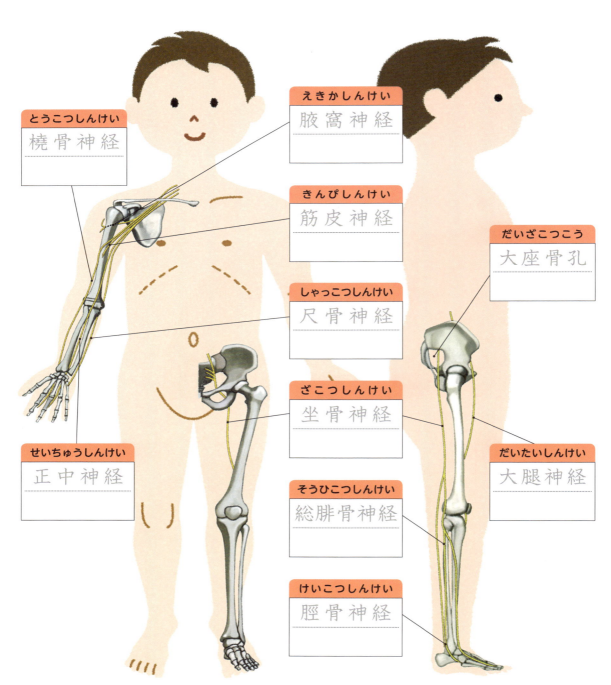

- とうこつしんけい：橈骨神経
- えきかしんけい：腋窩神経
- きんぴしんけい：筋皮神経
- しゃっこつしんけい：尺骨神経
- だいざこつこう：大座骨孔
- ざこつしんけい：坐骨神経
- せいちゅうしんけい：正中神経
- だいたいしんけい：大腿神経
- そうひこつしんけい：総腓骨神経
- けいこつしんけい：脛骨神経

テスト 9 ③ 脊髄神経
主な上下肢の神経

母指の屈曲をするのはどの神経かな？ 橈骨神経が伸展なら、近くの神経が屈曲です！

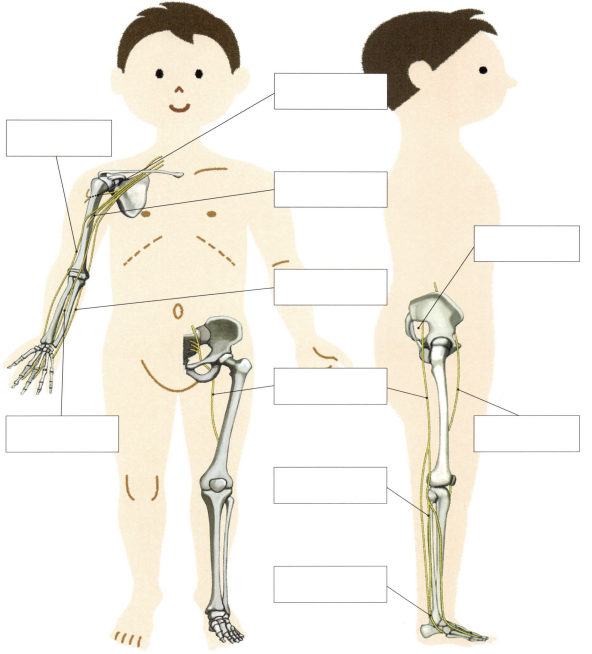

正解：正中神経

ステップ 10-① 感覚器 ①眼

眼は毎日見ているのに、細かい部分はなかなかわかりにくので、じっくりと覚えていきましょう。

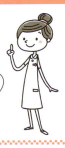

しっかり見て覚えましょう！

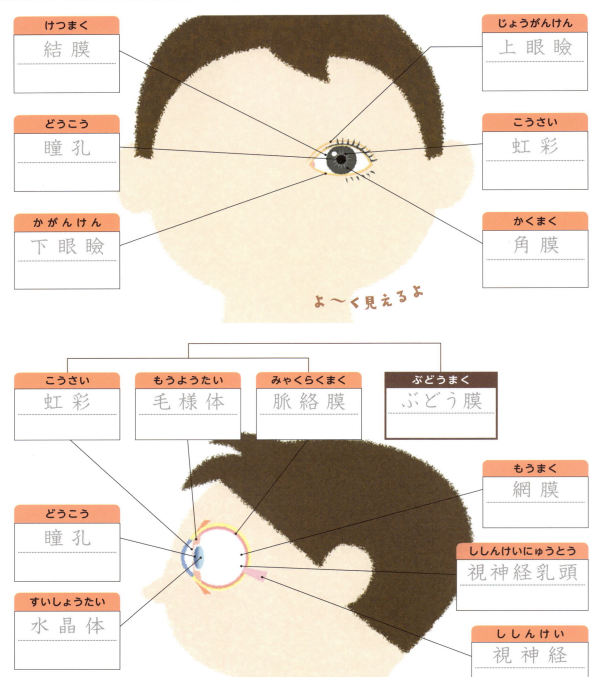

よ〜く見えるよ

けつまく	結膜
どうこう	瞳孔
かがんけん	下眼瞼
じょうがんけん	上眼瞼
こうさい	虹彩
かくまく	角膜
こうさい	虹彩
もうようたい	毛様体
みゃくらくまく	脈絡膜
ぶどうまく	ぶどう膜
どうこう	瞳孔
すいしょうたい	水晶体
もうまく	網膜
ししんけいにゅうとう	視神経乳頭
ししんけい	視神経

テスト 10 ① 感覚器 ①眼

Part 3
それぞれの部位の細かい構造

近くの物を見るときに反応する部位はどこかな？
高校生のとき生物で習ったかな？

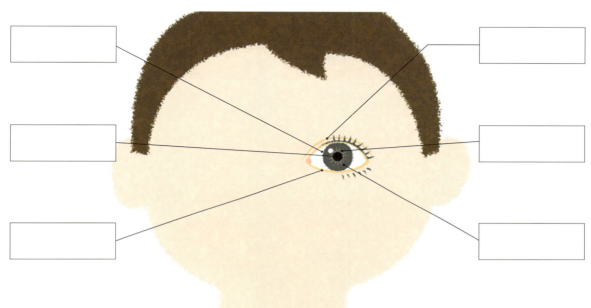

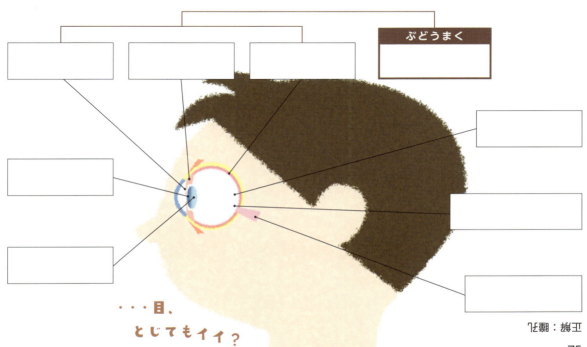

ぶどうまく

・・・目、とじてもイイ？

正解：瞳孔

ステップ 10-2　感覚器 ②耳

耳は内耳、中耳、外耳の3つの部分からできています。
外耳と内耳で音を伝えて、内耳は中耳からの音を感じて
脳へ音の信号を送るんです！

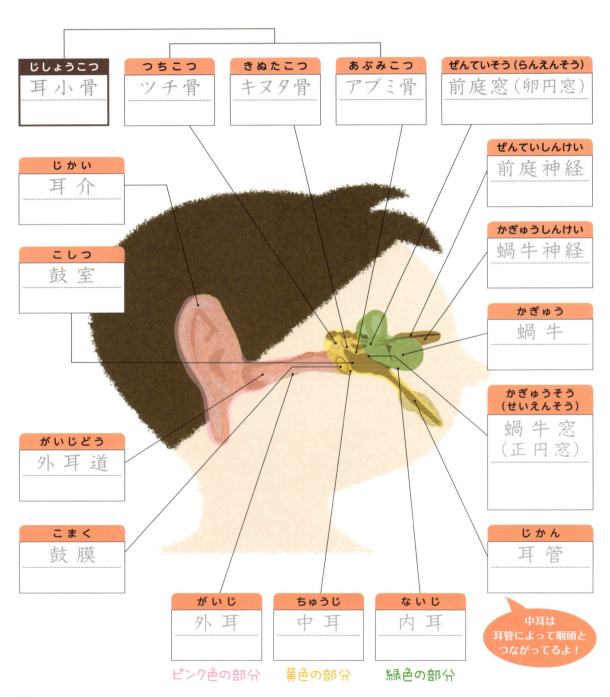

- じしょうこつ：耳小骨
- つちこつ：ツチ骨
- きぬたこつ：キヌタ骨
- あぶみこつ：アブミ骨
- ぜんていそう（らんえんそう）：前庭窓（卵円窓）
- じかい：耳介
- こしつ：鼓室
- ぜんていしんけい：前庭神経
- かぎゅうしんけい：蝸牛神経
- かぎゅう：蝸牛
- かぎゅうそう（せいえんそう）：蝸牛窓（正円窓）
- がいじどう：外耳道
- こまく：鼓膜
- じかん：耳管
- がいじ：外耳（ピンク色の部分）
- ちゅうじ：中耳（黄色の部分）
- ないじ：内耳（緑色の部分）

中耳は耳管によって咽頭とつながってるよ！

テスト 10 ② 感覚器 ②耳

音は蝸牛で伝えられ、耳管は中耳内の圧を調整します。

Part 3
それぞれの部位の細かい構造

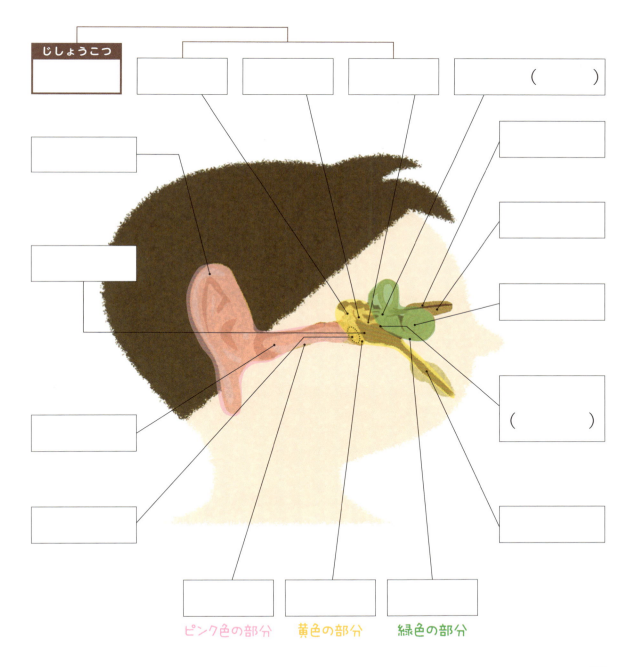

じしょうこつ

ピンク色の部分　　黄色の部分　　緑色の部分

ステップ10③ 感覚器 ③鼻

鼻は匂いを嗅ぐ（嗅覚）働きと、吸気の入り口で加温と加湿の役割をしています。さまざまなアレルゲンや病原微生物から身体を守る防御機能もありますよ！

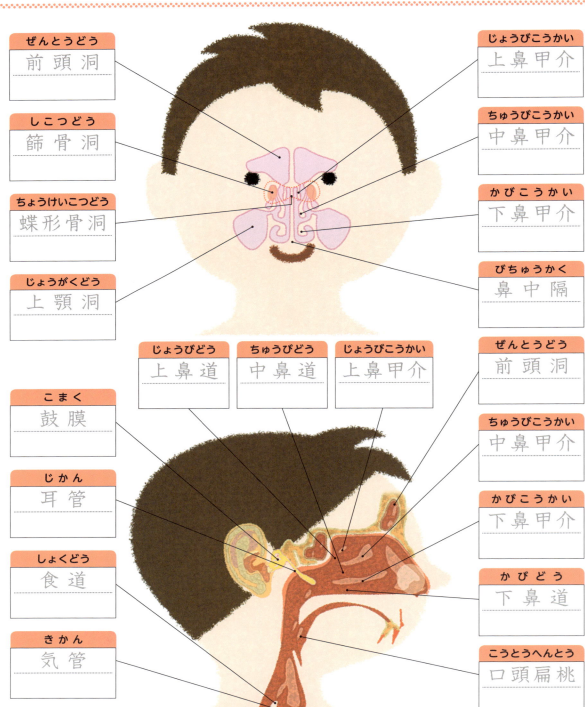

- ぜんとうどう：前頭洞
- しこつどう：篩骨洞
- ちょうけいこつどう：蝶形骨洞
- じょうがくどう：上顎洞
- じょうびこうかい：上鼻甲介
- ちゅうびこうかい：中鼻甲介
- かびこうかい：下鼻甲介
- びちゅうかく：鼻中隔
- じょうびどう：上鼻道
- ちゅうびどう：中鼻道
- じょうびこうかい：上鼻甲介
- ぜんとうどう：前頭洞
- ちゅうびこうかい：中鼻甲介
- かびこうかい：下鼻甲介
- かびどう：下鼻道
- こうとうへんとう：口頭扁桃
- こまく：鼓膜
- じかん：耳管
- しょくどう：食道
- きかん：気管

テスト 10 ③ 感覚器 ③鼻

鼻出血は、キーゼルバッハ部位を圧迫すると止まります。
キーゼルバッハ部位は、鼻中隔の前方にあります。

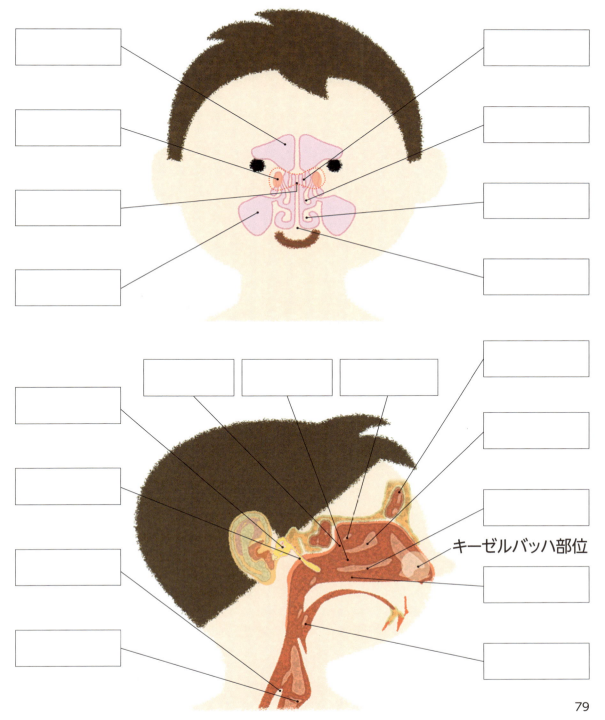

ステップ 11 女性生殖器

赤ちゃんを育む大切な場所ですね。
ゆっくりしっかり覚えていきましょう。

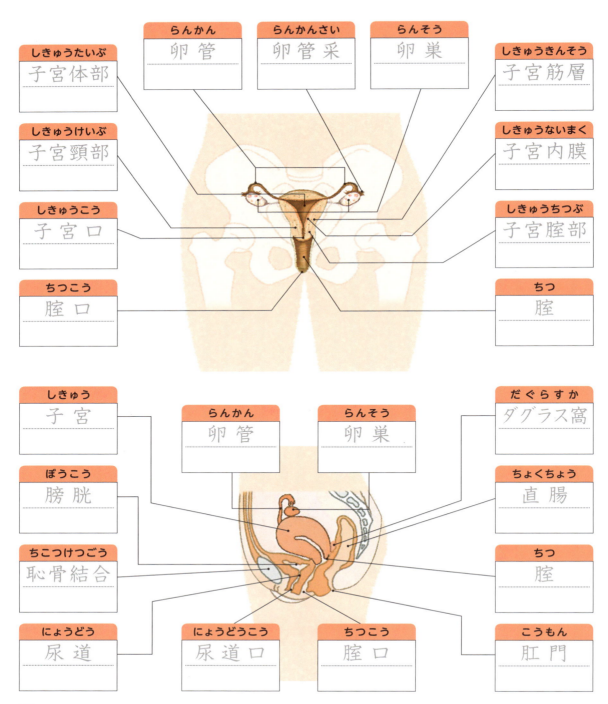

- しきゅうたいぶ 子宮体部
- らんかん 卵管
- らんかんさい 卵管采
- らんそう 卵巣
- しきゅうきんそう 子宮筋層
- しきゅうけいぶ 子宮頸部
- しきゅうないまく 子宮内膜
- しきゅうこう 子宮口
- しきゅうちつぶ 子宮腟部
- ちつこう 腟口
- ちつ 腟
- しきゅう 子宮
- らんかん 卵管
- らんそう 卵巣
- だぐらすか ダグラス窩
- ぼうこう 膀胱
- ちょくちょう 直腸
- ちこつけつごう 恥骨結合
- ちつ 腟
- にょうどう 尿道
- にょうどうこう 尿道口
- ちつこう 腟口
- こうもん 肛門

Part 3
それぞれの部位の細かい構造

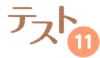

女性生殖器

身体の正面から見た順番は覚えたかな？
尿が出てくる場所と便が出てくる場所、経血が出る場所の順番はわかるかな！

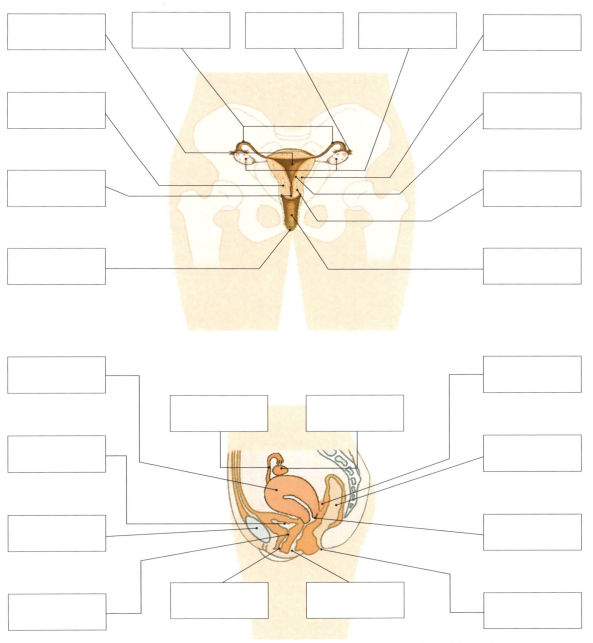

正解：(前面から)尿道口→経血→肛門→膣口→便→肛門

ステップ 12 乳房

乳癌などの好発部位は、外側上部に多く発生します。そのときに患者さんの言葉を正確に書き留めるためにも、場所をよく覚えましょう。

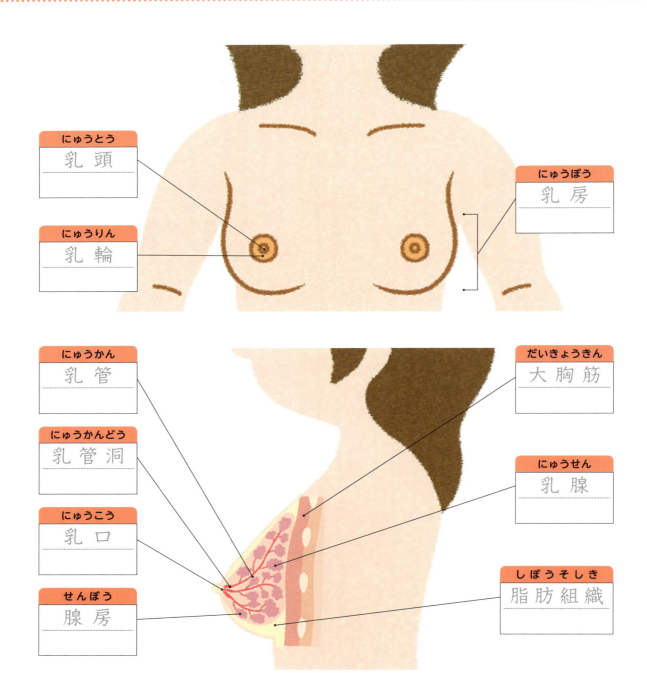

テスト 12 乳房

覚えた漢字を忘れていないか、自分の身体を
イメージしながら復習してみましょう！

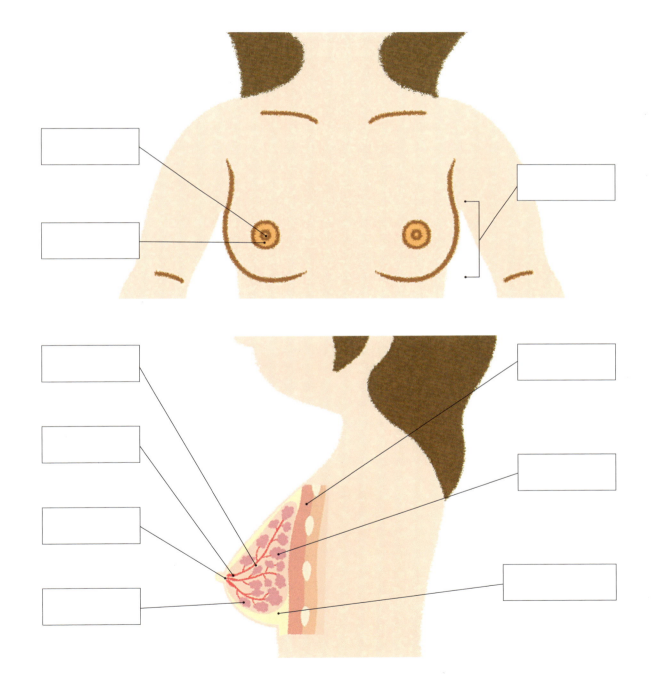

ステップ13 男性生殖器

男性の精子は精細管で作られます。
精子と尿は同じ道、尿道管を通って出てきます。

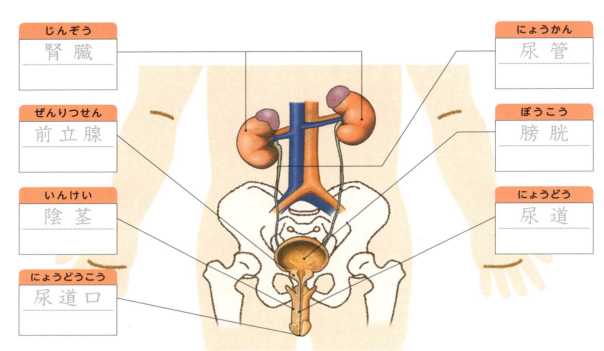

じんぞう	腎臓
にょうかん	尿管
ぜんりつせん	前立腺
ぼうこう	膀胱
いんけい	陰茎
にょうどう	尿道
にょうどうこう	尿道口

がいにょうどうかつやくきん	外尿道括約筋
ちこつけつごう	恥骨結合
ぼうこう	膀胱
せいのう	精嚢
ぜんりつせん	前立腺
いんけいかいめんたい	陰茎海綿体
かうぱーせん	カウパー腺
にょうどうかいめんたい	尿道海綿体
せいかん	精管
にょうどうこう	尿道口
せいそう（こうがん）	精巣（睾丸）
いんのう	陰嚢
せいそうじょうたい（ふくこうがん）	精巣上体（副睾丸）

Part 3 それぞれの部位の細かい構造

テスト 13　男性生殖器

膀胱癌などになると、膀胱から出血して、尿道から血尿が出てきますよ。

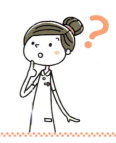

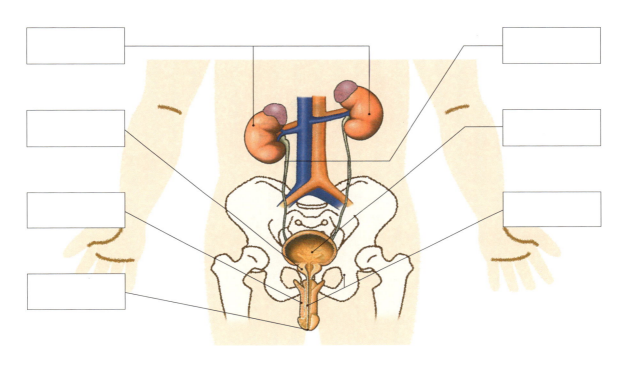

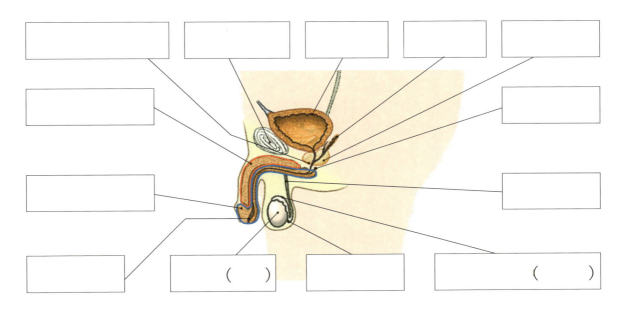

ステップ 14 全身のリンパ管

リンパ管は静脈にからみつくように、全身に広がっています。
静脈のページ（P.48）を確認してみましょう。

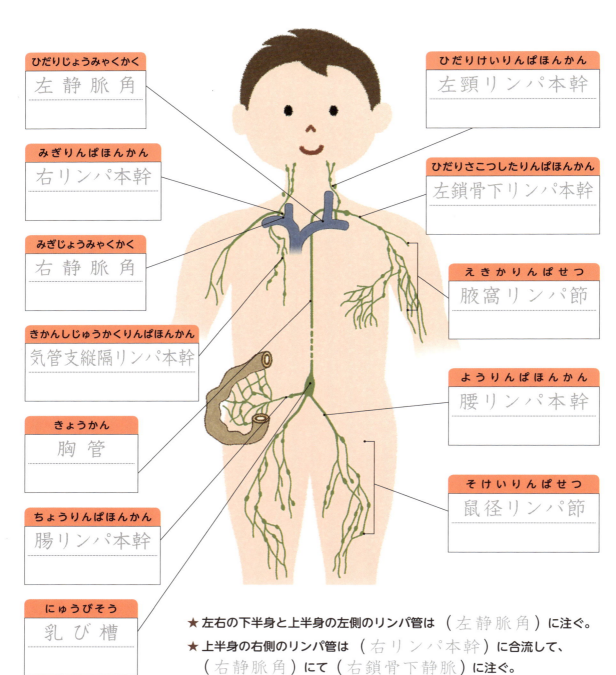

- ひだりじょうみゃくかく：左静脈角
- みぎりんぱほんかん：右リンパ本幹
- みぎじょうみゃくかく：右静脈角
- きかんしじゅうかくりんぱほんかん：気管支縦隔リンパ本幹
- きょうかん：胸管
- ちょうりんぱほんかん：腸リンパ本幹
- にゅうびそう：乳び槽
- ひだりけいりんぱほんかん：左頸リンパ本幹
- ひだりさこつしたりんぱほんかん：左鎖骨下リンパ本幹
- えきかりんぱせつ：腋窩リンパ節
- ようりんぱほんかん：腰リンパ本幹
- そけいりんぱせつ：鼠径リンパ節

★ 左右の下半身と上半身の左側のリンパ管は（左静脈角）に注ぐ。
★ 上半身の右側のリンパ管は（右リンパ本幹）に合流して、（右静脈角）にて（右鎖骨下静脈）に注ぐ。

Part 3
それぞれの部位の細かい構造

テスト 14 　全身のリンパ管

リンパ管はリンパ節を経由しながら、最後はリンパ本幹に注ぎます。右上半身のリンパ管は胸管に集まり、それぞれ左右の鎖骨下静脈に合流します。

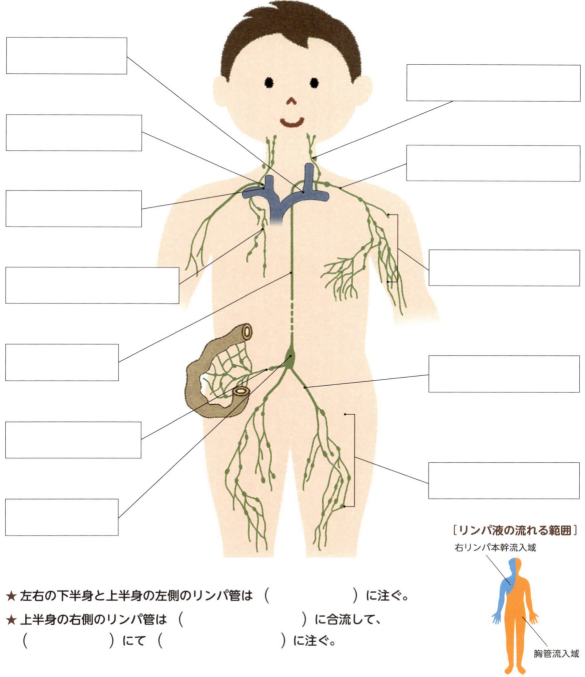

［リンパ液の流れる範囲］
右リンパ本幹流入域
胸管流入域

★ 左右の下半身と上半身の左側のリンパ管は（　　　　　）に注ぐ。
★ 上半身の右側のリンパ管は（　　　　　）に合流して、
　（　　　　　）にて（　　　　　）に注ぐ。

ステップ 15-① 内分泌腺 ホルモン①

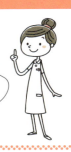
略称もがんばって覚えよう

視床下部
- 成長ホルモン放出ホルモン（GHRH）
- ソマトスタチン（SRIH）
- 甲状腺刺激ホルモン放出ホルモン（TRH）
- 副腎皮質刺激ホルモン放出ホルモン（CRH）
- ゴナドトロピン放出ホルモン（GnRH）

下垂体後葉
- バソプレシン（AVP）
  または
  抗利尿ホルモン（ADH）
- オキシトシン

下垂体前葉
- 成長ホルモン（GH）
- プロラクチン（PRL）
- 甲状腺刺激ホルモン（TSH）
- 副腎皮質刺激ホルモン（ACTH）
- 黄体形成ホルモン（LH）
- 卵胞刺激ホルモン（FSH）

甲状腺
- 甲状腺ホルモン（T3・T4）
- カルシトニン

副甲状腺
- 副甲状腺ホルモン（PTH）

88

Part 3
それぞれの部位の細かい構造

テスト 15 ① 内分泌腺 ホルモン①

左ページのホルモンの名称は覚えましたか？
復習してみましょう。

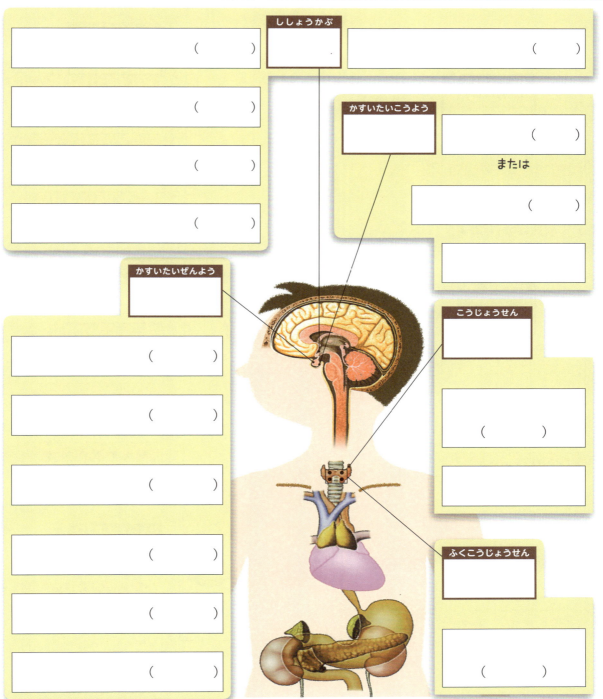

ステップ 15 ② 内分泌腺 ホルモン②

アンドロゲンは男性では主に精巣から出ます。
女性は副腎から出ますよ。

すいぞう
膵臓

いんすりん
インスリン

ぐるかごん
グルカゴン

そまとすたちん
ソマトスタチン

ふくじんずいしつ
副腎髄質

かてこーるあみん
カテコールアミン

ノルアドレナリン
アドレナリン
ドーパミンの総称だよ

ふくじんひしつ
副腎皮質

あるどすてろん
アルドステロン

こるちぞーる
コルチゾール

あんどろげん（でぃーえいちいーえー）
アンドロゲン（DHEA）

じんぞう
腎臓

れにん
レニン

かっせいかびたみんでぃーすりー
活性化ビタミンD3

えりすろぽえちん
エリスロポエチン

せいそう（男性）
精巣

あんどろげん （主にてすとすてろん）
アンドロゲン （主にテストステロン）
（主に　　　　　　）

えすとろげん
エストロゲン

ぷろげすてろん
プロゲステロン

らんそう（女性）
卵巣

テスト 15 ② 内分泌腺 ホルモン②

覚えた名称を忘れていないか、自分の身体を
イメージしながら復習してみましょう！

Part 3
それぞれの部位の細かい構造

ふくじんずいしつ

ノルアドレナリン
アドレナリン
ドーパミンの総称だよ

ふくじんひしつ

すいぞう

じんぞう

らんそう（女性）

せいそう（男性）

（主に　　　　　　）

Part 3 復習

Part3 では、Part2 で学んだ項目をさらに詳しく見ていきましたね。
それでは確認をしていきましょう。

1. 胃と肝臓・胆嚢・膵臓について

1）胃の各部位を覚えましたか？
胃の外側は、噴門→ ① (　　　　) → 大彎 → 幽門 と続きます。
胃の内側は、噴門→ ② (　　　　) → 胃角 → 幽門 と続きます。

2）胆汁が生成されて排泄されるまでの道筋です。何度も復習しましょう。
肝臓で作られた胆汁は、① (　　　　) と ② (　　　　) を経て、③ (　　　　) に合流し ④ (　　　　) を通って、⑤ (　　　　) に一旦溜まります。ここでサラサラしていた胆汁はグッと濃縮され、ドロドロした胆汁になります。そして食べ物が胃に入ると、胆汁は再度 ⑤ (　　　　) から ④ (　　　　) を通って ⑥ (　　　　) を通り、⑦ (　　　　) と交流して、⑧ (　　　　) という十二指腸への出口から排出されます。⑧ (　　　　) からは胆汁と膵液が混じって消化管に流れます。

2. 呼吸器について

胸水が溜まる場所はどこでしたか？
(　　　　)胸膜と(　　　　)胸膜の間ですね。ここに胸水が溜まると管を入れて排出するんですね。
人工呼吸器をつけた時は、輪状軟骨の真下から切開を入れて気管カニューレを入れ、人工的に呼吸を補助するんですね。輪状軟骨の上にある軟骨は(　　　　)軟骨ですね。
右気管支と左気管支では、どちらの方が気管に対して傾斜が急ですか？(　　　　)
高齢者や脳梗塞の人は傾斜が急な方に、間違って食べ物を飲み込む肺炎の、誤嚥性肺炎になりやすいんです。

3. 循環器（動脈・静脈）について

1）動脈・静脈
右だけにしかない動脈はなんでしたか？(　　　　)
腕頭静脈と内頸静脈の合流する場所を何角と言いましたか？(　　　　)

2）血液の流れ
① 上大静脈と ② (　　　　) → ③ (　　　　) → ④ (　　　　) → ⑤ (　　　　)
→ ⑥ (　　　　) → ⑦ (　　　　) と ⑧ (　　　　) → 肺 → ⑨ (　　　　) と
→ ⑩ (　　　　) → ⑪ (　　　　) → ⑫ (　　　　) → ⑬ (　　　　) → ⑭ (　　　　)
→ ⑮ (　　　　) → ⑯ (　　　　) → 下行大動脈 → 全身へ ※①に戻る！

4. 骨格について

寛骨をすべて述べてください。(　　　)(　　　)(　　　)
骨盤をすべて述べてください。(　　　)(　　　)(　　　)

> これで最後ですね。
> 1回で覚えるのは、簡単ではないけど、繰り返し繰り返し覚えていくと、大丈夫！
> 覚えられますよ！一緒に覚えていきましょうね！

答え

1-1) ① 胃底部 ② 小彎 1-2) ① 右肝管 ② 左肝管 ③ 総肝管 ④ 胆嚢管 ⑤ 胆嚢 ⑥ 総胆管 ⑦ 主膵管 ⑧ 大十二指腸乳頭 2. ※順に 臓側胸膜、壁側胸膜、甲状（軟骨）、右気管支 3-1)※順に 腕頭動脈、静脈角 3-2) ② 下大静脈 ③ 右心房 ④ 三尖弁 ⑤ 右心室 ⑥ 肺動脈弁 ⑦ 右肺動脈 ⑧ 左肺動脈 ⑨ 右肺静脈 ⑩ 左肺静脈 ⑪ 左心房 ⑫ 僧帽弁 ⑬ 左心室 ⑭ 大動脈弁 ⑮ 上行大動脈 ⑯ 動脈弓 4. 寛骨…腸骨、恥骨、坐骨 骨盤…仙骨、尾骨、寛骨

INDEX ——— 索引

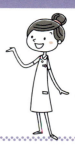

欧文

A
ACTH ······················· 88
ADH ························ 88
Anterior ···················· 36
AVP ························ 88

B
Brain ······················· 36

C
CRH ························ 88

D
DHEA ······················ 90

E
Ear ························· 36
Eye ························· 36

F
FSH ························ 88

G
Gallbladder ················· 36
GH ························· 88
GHRH ····················· 88
GnRH ····················· 88

H
Head ······················· 36
Heart ······················ 36

K
Kidney ····················· 36
Knee ······················· 36

L
Large intestine ············· 36
LH ························· 88
Liver ······················ 36
Lung ······················ 36

M
Mouth ····················· 36

N
Nose ······················ 36

P
Pancreas ··················· 36
Posterior ··················· 36
PRL ······················· 88
PTH ······················· 88

S
Shoulder ··················· 36
Small intestine ············· 36
Stomach ··················· 36
SRIH ······················ 88
S状結腸 ···················· 14

T
Toe ························ 36
TRH ······················· 88
Trachea ··················· 36
TSH ······················· 88
T3・T4 ···················· 88

U
Urinary bladder ············· 36

93

和文

あ
アキレス腱 …………………………………… 24,66
アドレナリン ………………………………… 90
アブミ骨 ……………………………………… 76
アルドステロン ……………………………… 90
アンドロゲン ………………………………… 90

い
胃 ………………………………………… 12,14,40
胃角 …………………………………………… 40
胃底部 ………………………………………… 40
胃動脈 ………………………………………… 46
陰茎 ………………………………………… 32,84
陰茎海綿体 …………………………………… 84
インスリン …………………………………… 90
咽頭 …………………………………………… 14
咽頭喉頭部 …………………………………… 42
咽頭口部 ……………………………………… 42
咽頭鼻部 ……………………………………… 42
咽頭扁桃 ……………………………………… 42
陰嚢 …………………………………………… 84

う
右脚 …………………………………………… 54
右腎 …………………………………………… 56
右心室 ………………………………… 18,50,52,54
右心房 ………………………………… 18,50,52,54

え
腋窩 …………………………………………… 2
腋窩静脈 ……………………………………… 48
腋窩神経 ……………………………………… 72
腋窩動脈 …………………………………… 8,46
腋窩リンパ節 ………………………………… 86
エストロゲン ………………………………… 90
エリスロポエチン …………………………… 90
延髄 …………………………………………… 68

お
横隔膜 ………………………………………… 42
横行結腸 ……………………………………… 14
黄体形成ホルモン …………………………… 88
オキシトシン ………………………………… 88

か
外頸静脈 ……………………………………… 48
外頸動脈 ……………………………………… 46
外耳 ………………………………………… 28,76
外耳道 ………………………………………… 76
回旋枝 ………………………………………… 50
外側広筋 …………………………………… 24,64
回腸 …………………………………………… 14
外腸骨動脈 …………………………………… 46
外尿道括約筋 ………………………………… 84
回盲部 ………………………………………… 6
外腹斜筋 ……………………………………… 64
カウパー腺 …………………………………… 84
下顎骨 ………………………………………… 60
下眼瞼 ………………………………………… 74
蝸牛 …………………………………………… 76
蝸牛神経 ……………………………………… 76
蝸牛窓 ………………………………………… 76
角膜 ………………………………………… 28,74
下行結腸 ……………………………………… 14
下行大動脈 …………………………………… 18
下肢 …………………………………………… 2
下垂体 ……………………………………… 68,70
下垂体後葉 ………………………………… 34,88
下垂体前葉 ………………………………… 34,88
下腿 …………………………………………… 2
下大静脈 ……………………………… 18,20,48,52,56
下大動脈 ……………………………………… 52
下腸間膜動脈 ………………………………… 46
活性化ビタミン D_3 ………………………… 90
カテコールアミン …………………………… 90
下鼻甲介 ……………………………………… 78
下鼻道 ………………………………………… 78
踵部 …………………………………………… 2
下腹部 ………………………………………… 6
下葉 ………………………………………… 16,42
カルシトニン ………………………………… 88
寛骨 ………………………………………… 60,62
肝静脈 ………………………………………… 48
肝臓 ………………………………………… 12,40
間脳 ………………………………………… 68,70
眼輪筋 ………………………………………… 64

き

キーゼルバッハ部位	79
気管	12,42,44,78
気管支	16
気管支縦隔リンパ本幹	86
気管軟骨	44
気管分岐部	16
キヌタ骨	76
橋	68
胸郭	60
胸管	86
胸骨	60
胸鎖乳突筋	64
胸神経	26
胸腺	34
胸大動脈	46
胸椎	60,62
筋皮神経	72

く

空腸	14
区気管支	44
くも膜	70
グルカゴン	90

け

脛骨	60
脛骨神経	72
頸神経	26
頸椎	62
頸部	2
結膜	74
肩甲骨	22,62
肩峰	4

こ

口蓋扁桃	42
交感神経	26
睾丸	84
口腔	14,28
後脛骨動脈	8
虹彩	74
後室間枝	50
甲状腺	34,88
甲状腺刺激ホルモン	88
甲状腺刺激ホルモン放出ホルモン	88
甲状腺ホルモン	88
甲状軟骨	42,44
喉頭	42
喉頭蓋	42
口頭扁桃	78
広背筋	66
硬膜	68,70
肛門	14,80
抗利尿ホルモン	88
口輪筋	64
呼吸細気管支	44
鼓室	76
骨盤	22,56,62
ゴナドトロピン放出ホルモン	88
鼓膜	76,78
コルチゾール	90

さ

細気管支	44
臍部	6
左脚後枝	54
左脚前枝	54
鎖骨	60
坐骨	60
鎖骨下動脈	46
坐骨神経	72
左腎	56
左心室	18,50,52,54
左心房	18,52,54
三角筋	24,64,66
三尖弁	52

し

耳介	76
耳管	76,78
子宮	30,80
子宮筋層	80
子宮頸部	80
子宮口	80
糸球体	58
子宮体部	80
子宮腟部	80
子宮内膜	80
趾骨	60
指骨	62

篩骨洞	78	上腕骨	22,60
視床	68,70	上腕三頭筋	24,66
視床下部	34,68,70,88	上腕静脈	48
耳小骨	76	上腕動脈	8,46
視神経	74	上腕二頭筋	24
視神経乳頭	74	食道	14,78
膝関節	2	自律神経	26
膝窩	4	心窩部	6
膝窩静脈	48	心筋	52
膝窩動脈	8	腎小体	58
膝蓋靭帯	64	腎静脈	48,58
膝蓋骨	60	腎錐体	58
脂肪組織	82	心臓	12,18,42
尺側皮静脈	48	腎臓	12,20,32,58,84,90
尺骨	60	腎柱	58
尺骨静脈	48	腎動脈	46,58
尺骨神経	72	心内膜	52
尺骨動脈	46	腎乳頭	58
集合管	58	腎杯	58
十二指腸	14,40		
手関節	4	**す**	
手根骨	62	水晶体	28,74
手指	4	髄質	58
手掌	2	膵臓	12,34,40,90
主膵管	40	髄膜	70
手背	4		
小十二指腸乳頭	40	**せ**	
上大静脈	18	正円窓	76
上大動脈	52	精管	32,84
小腸	12,14	精巣	32,34,84,90
小脳	68	精巣上体	84
踵部	4	声帯	42
小彎	40	正中神経	72
松果体	68,70	成長ホルモン	88
上顎洞	78	成長ホルモン放出ホルモン	88
上眼瞼	74	精嚢	84
上行結腸	14	脊髄	26,68
上行大動脈	18,46,50,52	脊髄神経	26
上肢	2	脊柱	22,60
上大静脈	18,48,50,52	線維性組織	44
上腸間膜動脈	46	前鋸筋	64
上鼻甲介	78	前脛骨筋	64
静脈角	48	前脛骨静脈	48
静脈血	52	仙骨	62
上葉	16,42	仙骨神経	26
上腕	2	前室間枝	50

浅側頭動脈	8,46	大腸	12,14
前庭神経	76	大殿筋	24,66
前庭窓	76	大動脈弓	46,50,52
前頭筋	64	大動脈弁	52
前頭洞	28,78	大内転筋	66
腺房	82	大脳	68
前立腺	20,32,84	大伏在静脈	48
前腕	2	大彎	40
前腕正中皮静脈	48	ダグラス窩	80
		胆嚢	12,40
		胆嚢管	40

そ

総肝管	40		
総頸動脈	8,46		
臓側胸膜	16		
臓側心膜	52		
総胆管	40		
総腸骨静脈	48		
総腸骨動脈	46		
総腓骨神経	72		
僧帽筋	64,66		
僧帽弁	52		
足関節	2		
足趾	2		
足底	4		
足背	2		
足背動脈	8		
鼠径靭帯	64		
鼠径部	2		
鼠径リンパ節	86		
足根骨	60		
ソマトスタチン	88,90		

ち

恥骨	30,60
恥骨結合	80,84
腟	30,80
腟口	80
肘窩	2
中間広筋	24,64
肘関節	4
中耳	28,76
中手骨	62
中枢神経	26
中足骨	60
肘頭	4
中脳	68
中鼻甲介	78
中葉	16,42
蝶形骨洞	78
腸骨	60,62
腸リンパ本幹	86
直腸	14,30,80

つ

ツチ骨	76

て

テストステロン	90
殿部	4

た

体幹	2
大胸筋	24,64,82
大座骨孔	72
大十二指腸乳頭	40
体性神経	26
大腿	2
大腿骨	22,60
大腿四頭筋	24,64
大腿静脈	48
大腿神経	72
大腿直筋	24,64
大腿動脈	8,46
大腿二頭筋	24,66

と

頭蓋骨	22,60,62,68
橈側皮静脈	48
橈骨	60
橈骨静脈	48
橈骨神経	72

橈骨動脈 …………………………… 8,46
瞳孔 ……………………………… 28,74
頭部 …………………………………… 2
洞（房）結節 ………………………… 54
動脈血 ……………………………… 52

な

内頸静脈 …………………………… 48
内頸動脈 …………………………… 46
内耳 ……………………………… 28,76
内側広筋 ………………………… 24,64
内腸骨動脈 ………………………… 46
軟口蓋 ……………………………… 42
軟骨 ………………………………… 44
軟膜 ………………………………… 70

に

乳管 ………………………………… 82
乳管洞 ……………………………… 82
乳口 ………………………………… 82
乳腺 ………………………………… 82
乳頭 ………………………………… 82
乳び槽 ……………………………… 86
乳房 ……………………………… 30,82
乳輪 ………………………………… 82
尿管 ……………………… 20,32,56,58,84
尿細管 ……………………………… 58
尿道 …………………………… 20,32,56,80,84
尿道海綿体 ………………………… 84
尿道口 ……………………… 30,56,80,84

ね

ネフロン …………………………… 58

の

脳 ………………………………… 12,26
脳幹 ………………………………… 68
脳神経 ……………………………… 26
脳梁 ………………………………… 68

は

肺 ………………………………… 12,18
肺静脈 …………………………… 18,44
肺尖 ………………………………… 16
肺動脈 …………………………… 18,44
肺動脈弁 …………………………… 52

背部 ………………………………… 4
肺胞 ………………………………… 44
肺胞管 ……………………………… 44
肺胞孔 ……………………………… 44
肺胞中隔 …………………………… 44
肺胞毛細血管網 …………………… 44
バソプレシン ……………………… 88
鼻 …………………………………… 28
半腱様筋 …………………………… 66
半膜様筋 …………………………… 66

ひ

鼻腔 ……………………………… 28,42
腓骨 ………………………………… 60
尾骨 ………………………………… 62
尾骨神経 …………………………… 26
皮質 ………………………………… 58
ヒス束 ……………………………… 54
脾臓 ………………………………… 40
左下腹部 …………………………… 6
左下葉気管支 ……………………… 44
左肝管 ……………………………… 40
左冠状動脈 ………………………… 50
左季肋部 …………………………… 6
左頸リンパ本幹 …………………… 86
左鎖骨下動脈 ……………………… 50
左鎖骨下リンパ本幹 ……………… 86
左主気管支 ………………………… 44
左静脈角 …………………………… 86
左上葉気管支 ……………………… 44
左総頸動脈 ………………………… 50
左側腹部 …………………………… 6
左腸骨下部 ………………………… 6
左肺 ………………………………… 16
左肺静脈 …………………………… 52
左肺動脈 ………………………… 50,52
左副腎 ……………………………… 56
鼻中隔 ……………………………… 78
腓腹筋 …………………………… 24,66
表情筋 ……………………………… 64
ヒラメ筋 …………………………… 64

ふ

ファーター乳頭 …………………… 40
腹腔動脈 …………………………… 46
副睾丸 ……………………………… 84

INDEX と〜わ

副交感神経……………………………… 26
副甲状腺………………………………34,88
副甲状腺ホルモン……………………… 88
副腎……………………………………… 34
副腎髄質………………………………34,90
副腎皮質………………………………34,90
副腎皮質刺激ホルモン………………… 88
腹大動脈…………………………20,46,56
腹直筋……………………………… 24,64
副鼻腔…………………………………… 28
ぶどう膜………………………………… 74
プルキンエ線維………………………… 54
プロゲステロン………………………… 90
プロラクチン…………………………… 88
噴門……………………………………… 40

へ

壁側胸膜………………………………… 16
壁側心膜………………………………… 52
ヘンレループ…………………………… 58

ほ

膀胱……………………12,20,30,32,56,80,84
縫工筋…………………………………… 64
房室結節………………………………… 54
ボウマン嚢……………………………… 58

ま

末梢神経………………………………… 26

み

右下腹部………………………………… 6
右肝管…………………………………… 40
右冠状動脈……………………………… 50
右季肋部………………………………… 6
右主気管支……………………………… 44
右静脈角………………………………… 86
右側腹部………………………………… 6
右中葉気管支…………………………… 44
右肺……………………………………… 16
右肺静脈………………………………… 52
右肺動脈………………………………… 52
右副腎…………………………………… 56
右リンパ本幹…………………………… 86
耳………………………………………… 28
脈絡膜…………………………………… 74

め

眼………………………………………… 28

も

盲腸……………………………………… 14
網膜……………………………………… 74
毛様体…………………………………… 74
門脈……………………………………… 18

ゆ

幽門……………………………………… 40
輸出細動脈……………………………… 58
輸入細動脈……………………………… 58

よ

葉気管支………………………………… 44
腰神経…………………………………… 26
腰椎……………………………………… 62
腰部……………………………………… 4
腰リンパ本幹…………………………… 86

ら

卵円窓…………………………………… 76
卵管……………………………………… 80
卵管采…………………………………… 80
卵管膨大部……………………………… 30
卵巣……………………………30,34,80,90
卵胞刺激ホルモン……………………… 88

り

輪状軟骨…………………………… 42,44

れ

レニン…………………………………… 90

ろ

肋骨……………………………………60,62

わ

腕橈骨筋………………………………… 64
腕頭静脈………………………………… 48
腕頭動脈…………………………… 46,50

99

著者

菊地よしこ(きくち・よしこ)

山陽学園大学大学院看護学研究科看護学専攻・山陽学園大学看護学部看護学科 講師
公益財団法人日本訪問看護財団 事業部課長

1994年秋田大学医療技術短期大学部看護学科卒業。東京大学医学部附属病院婦人科・小児科病棟勤務。東京都済生会中央病院外科・脳外科を経て、済生会三田訪問看護ステーションにて訪問看護師・介護支援専門員として勤務。2004年国際医療福祉大学大学院医療福祉学研究科保健医療学看護学分野地域看護学領域修了(保健医療学修士取得)後、秋田市医師会立秋田看護学校に専任教員として勤務。2009年厚生労働省看護研修センター看護教員養成課程修了。秋田県立衛生看護学院を経て、山陽学園大学大学院看護学研究科看護学専攻・山陽学園大学看護学部看護学科助教として勤務、2014年講師として勤務。2018年公益財団法人日本訪問看護財団事業部課長となり現在に至る。

監修者

百田龍輔(ももた・りゅうすけ)

岡山大学大学院医歯薬学総合研究科 助教

東京大学教養学部卒、理学系修士課程修了。岡山大学にて博士(医学)取得後、カリフォルニア大博士研究員を経て、岡山大学医学部人体構成学教室にて医学研究の他、岡山大学・Panasonic3D解剖プロジェクトなど、新たな解剖学教材開発に従事している。

プチナース BOOKS

看護に必要な 漢字で覚える 解剖ドリル

2017年4月15日 第1版第1刷発行	著 者	菊地 よしこ
2021年3月10日 第1版第4刷発行	監修者	百田 龍輔
	発行者	有賀 洋文
	発行所	株式会社 照林社
		〒112-0002
		東京都文京区小石川2丁目3-23
		電話 03-3815-4921(編集)
		03-5689-7377(営業)
		http://www.shorinsya.co.jp/
	印刷所	大日本印刷株式会社

● 本書に掲載された著作物(記事・写真・イラスト等)の翻訳・複写・転載・データベースの取り込み、および送信に関する許諾権は、照林社が保有します。
● 本書の無断複写は、著作権法上の例外を除き禁じられています。本書を複写される場合は、事前に許諾を受けてください。また、本書をスキャンしてPDF化するなどの電子化は、私的利用に限り著作権法上認められていますが、代行業者等の第三者による電子データ化および書籍化は、いかなる場合も認められていません。
● 万一、落丁・乱丁などの不良品がございましたら、「制作部」あてにお送りください。送料小社負担にて良品とお取り替えいたします(制作部 ☎ 0120-87-1174)。

検印省略(定価はカバーに表示してあります)
ISBN978-4-7965-2399-8
©Yoshiko Kikuchi/2017/Printed in Japan